解码风湿性疾病

应振华 黄慈波◎主编

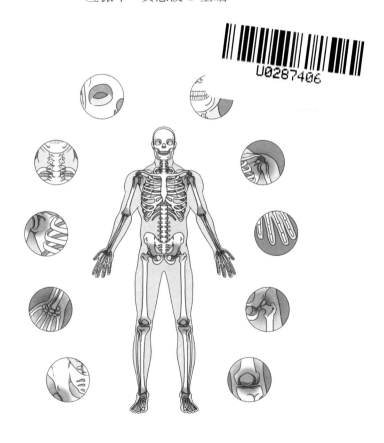

浙江科学技术出版社

图书在版编目(CIP)数据

解码风湿性疾病 / 应振华, 黄慈波主编. —杭州:浙江科学技术出版社, 2022.12

ISBN 978-7-5739-0346-4

Ⅰ.解… Ⅱ.①应… ②黄… Ⅲ.①风湿病-防治-普及读物 Ⅳ.R593.21-49

中国版本图书馆CIP数据核字（2022）第205227号

书　　名	解码风湿性疾病	
主　　编	应振华　黄慈波	

出版发行　浙江科学技术出版社
　　　　　杭州市体育场路347号　邮政编码:310006
　　　　　办公室电话:0571-85176593
　　　　　销售部电话:0571-85172597
　　　　　网址:www.zkpress.com

排　　版　杭州兴邦电子印务有限公司
印　　刷　杭州捷派印务有限公司

开　本	880×1230　1/32	印　张	5.125
字　数	75 000		
版　次	2022年12月第1版	印　次	2022年12月第1次印刷
书　号	ISBN 978-7-5739-0346-4	定　价	48.00元

责任编辑	王巧玲　陈淑阳	责任校对	陈宇珊
责任美编	金　晖	责任印务	田　文
内文插图	金　典		

本书编写委员会

前言

　　风湿性疾病泛指影响骨、关节及其周围软组织，如肌肉、肌腱、滑膜、滑囊等，在临床上以疼痛为主要表现的一类疾病。与风湿性疾病相关的因素包括感染性、免疫性、代谢性、内分泌性、退行性、地理环境性、遗传性、肿瘤性等因素。随着社会的发展、卫生水平的提高和生活方式的改变，与链球菌感染相关的风湿热已明显减少，而骨关节炎、痛风性关节炎的发病率呈上升趋势。风湿性疾病的发病率高，而且发病人群逐渐呈现年轻化趋势。风湿性疾病有一定的致残性，在危害人类健康的同时，给社会和家庭带来了沉重的负担。

既往有关风湿性疾病的书籍大多以风湿免疫科医生为读者，其内容侧重于各个方面，着眼于提高风湿免疫科医生的业务能力等。但是我们在行医过程中，发现很多患者由于对风湿性疾病不了解，常常不知所患何病、去何处求医，每每延误病情，耽误临床诊断及治疗，令人叹息，故我们编著本书。

本书以普通大众，尤其是对风湿性疾病并不了解的中老年人及风湿性疾病患者为主要目标读者，旨在让普通大众了解风湿性疾病，引导风湿性疾病患者加强自我管理，带病生存，提高生活质量。本书内容以问答形式呈现，通俗易懂。希望本书能对普通大众有所帮助。

目 录

CONTENTS

第
一
章

什么是
风湿性疾病

▊ 认识风湿性疾病

大多数人一听到风湿性疾病（简称风湿病），就会想到关节炎，那么这两者之间到底有没有关系呢？答案是肯定有关系，但这两者并不能等同。风湿病是一大类疾病，泛指影响骨、关节及其周围软组织，如肌肉、肌腱、滑膜、滑囊等的一类疾病。

目前临床上较常用的分类方法由美国风湿病协会（ARA）于1983年制定。该分类方法根据发病机制、病理和临床特点，将风湿病分为10个大类（表1）。

表1　风湿病的分类

序号	疾病分类	常见疾病
1	弥漫性结缔组织病	类风湿关节炎、系统性红斑狼疮、硬皮病、多肌炎/皮肌炎、系统性血管炎综合征（如大动脉炎、结节性多动脉炎、肉芽肿性多血管炎等）等
2	脊柱关节炎	强直性脊柱炎、银屑病关节炎、未分化脊柱关节炎等
3	退行性变	（原发性、继发性）骨关节炎
4	遗传、代谢和内分泌疾病相关的风湿病	痛风、肢端肥大症、先天或获得性免疫缺陷病等
5	感染相关风湿病	反应性关节炎、风湿热等
6	肿瘤相关风湿病	原发性（如滑膜瘤、滑膜肉瘤等）、继发性（如多发性骨髓瘤、转移癌等）

序号	疾病分类	常见疾病
7	神经血管疾病	神经性关节病、压迫性神经病变等
8	骨与软骨病变	骨质疏松症、肥大性骨关节病、弥漫性原发性骨增厚等
9	非关节性风湿病	关节周围病变（如滑囊炎、肌腱病等）、椎间盘病变、特发性腰痛、其他疼痛综合征（如纤维肌肉痛综合征）等
10	其他有关节症状的疾病	周期性风湿病、间歇性关节积液、药物相关风湿综合征等

因此，关节炎属于风湿病。而关节炎的发生除了与自身免疫反应有关以外，还与感染、代谢紊乱、创伤、退行性病变等因素有关。因此，风湿病与关节炎是两个不同的概念，不可混为一谈。

▊ 风湿病与风湿

每到下雨天及寒冷季节，许多风湿病患者就会感觉关节疼痛、活动受限等症状有所加重，所以很多人认为，风湿病是由风湿引起的。那么风湿病真的是由风湿引起的吗？

中西医眼中的风湿病

中医认为，风、湿、寒等邪气侵犯经脉，引起肌肉、筋骨、关节疼痛等，从而导致风湿病。

这里的风分为内风和外风。内风主要指肝风内动，所以患者会有抽搐、半身不遂等症状；外风主要指自然界的邪风，因为机体正气不足，不能抵御外邪，虚邪贼风窜入人体，正邪交争，所以患者会有恶寒、发热、头痛等感冒症状。

湿为重浊之邪，黏滞难化。它也有内湿和外湿之分。嗜食膏粱厚味，或过食生冷瓜果、甜腻食品，能使脾阳不运，湿自内生，因此称为内湿。外湿多由雾、露、雨或潮湿空气等侵袭人体所致，感受者发为寒热、鼻塞等。也有患者因坐卧湿地、居处潮湿或水中作业、汗出沾衣等导致湿邪由皮肤侵入肌肉、经络，从而出现浮肿、关节疼痛等症状。寒为阴邪，性主收引。伤于体表者为伤寒，表现为恶寒、发热、头痛、躯体疼痛、脉象浮紧、舌苔白腻等症状；直接伤于里者为中寒，表现为呕吐清水、腹痛、肠鸣、大便泄泻，并有严重的肢冷、脉伏等症状。因此，风湿病是由外界环境和本身机体状况共同作用导致的疾病。

西医则认为风湿病的致病因素非常多，有自身免疫因素（如系统性红斑狼疮）、遗传因素（如马方综合征）、感染因素（如风湿热）、代谢因素（如痛风）、退行性变（如骨关节炎）、肿瘤因素等。

天气变化和风湿病的关系

为什么每到阴雨或寒冷天气，甚至在天气变化之前，风湿病患者的关节痛就会加重呢？这是因为风湿病患者的关节，包括关节周围神经、血管，都出现了病变，血管舒缩功能下降了，皮肤温度的改变速度也变得很缓慢。天气潮湿时，周围环境湿度的上升，使得关节周围神经的敏感性增强。天气寒冷时，关节周围肌肉变得僵硬，血液流动速度变慢，血液内一些物质的含量增加，导致关节腔内的滑液变得黏稠，从而造成关节活动受限、关节疼痛加剧。一些原来就有损伤的关节受到气压变化的刺激，可以发生关节囊内的滑膜水肿，如果此时患者本身比较敏感，则关节疼痛会更加明显（图1）。

风湿病患者能够"预知"天气的原因与此相似。关节炎患者因体内存在病变组织，不能及时顺应天气变化排出细胞中的液体，致使病变部位的细胞压力比周围正常组织高，进而导致病变部位出现胀痛感。

另外，就像电池有正、负极一样，大气层中以及人体细胞内、外都有正、负电荷。在天气发生变化时，正常人能及时感知带正、负电荷的大气分子产生的电磁波，从而及时维持细胞内、外正负电荷的电位差。但是由于关节炎患者的关节及周围组织出现病

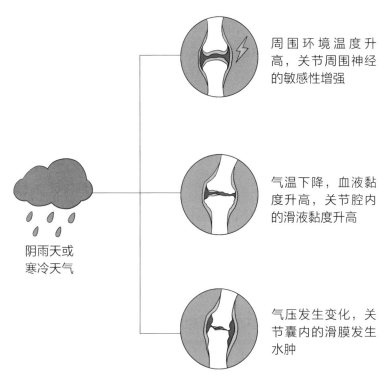

周围环境温度升高，关节周围神经的敏感性增强

气温下降，血液黏度升高，关节腔内的滑液黏度升高

气压发生变化，关节囊内的滑膜发生水肿

图1　天气变化导致关节痛加重的原因

变，不能维持这种电位差，局部毛细血管和组织发生变化，释放出一些炎性物质，使得神经末梢受压迫而产生酸痛感，患者由此"预知"到天气变化。

因此，环境变化其实只是风湿病加重的一个诱导因素，而不是其病因。

█ 风湿病会不会导致死亡

在门诊经常能听到患者，特别是刚确诊的患者忧心忡忡地问："这个病能根治吗？""得了这个病，我会死吗？"

在这里可以跟大家很明确地讲，按照目前的医学水平，风湿病大多是不能根治的，但也极少会直接导致死亡，当然不排除治疗不当引起死亡的情况。虽然风湿病不能完全根治，但患者可以带病生存，与疾病共存。只要遵从医生的治疗方案，进行正规治疗，绝大多数风湿病患者的日常生活不会受到影响。因此，若得了风湿病，千万不要悲观，要及时调整心态，积极治疗。经过正规治疗，绝大部分患者的病情可以得到缓解或控制。

█ 出现哪些临床表现时应联想到风湿病

风湿病在临床上的表现多样，因人而异，大多出现在关节、肌肉、肌腱、滑膜等部位。出现以下临床表现时应联想到风湿病。

疼痛

关节、肌肉及骨骼疼痛是风湿病最重要的临床表现。疾病种类不同，疼痛的部位、性质和程度也不同，有的还会随气候变化发生相应改变。

压痛

风湿病往往存在更加客观具体的关节、肌肉及骨骼等的压痛。

僵硬感

不少患者在夜间、晨起、开始活动时，以及机体在较长时间内维持某种姿势后转换新姿势时，会感觉到膝盖、腰部等部位僵硬或疼痛，并且这种僵硬或疼痛在活动一段时间后可以减轻或消失。

肿胀

风湿病引起的肢体及关节肿胀有受压迫后出现凹陷的特点。

皮肤红斑、红点

风湿病引起的皮肤红斑、红点多出现在面部、颈部、躯干以及四肢。

口眼干燥

风湿病患者可出现口唇干燥、持续口渴、两眼无泪、龋齿、腮腺肿大等干燥综合征的表现。

如果有上述症状，建议到风湿免疫科就诊。

第
二
章

那些困扰风湿病患者的
常见问题

▋ 治疗风湿病的常用药物有哪些

风湿病病情多样，病程较长，患者需要坚持长期用药。治疗风湿病的药物有很多种，根据作用机制，可以分为改善症状的抗风湿药及改善病情的慢作用抗风湿药等；根据作用结构，可以分为化学药物与植物药等。目前，主要是根据作用机制来分的。改善症状的抗风湿药，又可以分为非甾体抗炎药（NSAIDs）、外用镇痛药、糖皮质激素，以及某些植物药（如风湿祛痛胶囊、复方夏天无片）等。改善病情的慢作用抗风湿药，又可以分为化学药物、某些植物药（如雷公藤片、白芍总苷胶囊）等。此外，还有生物制剂，以及针对特定病种的药物，如针对骨关节炎的软骨保护药、针对骨质疏松症的治疗药物、针对痛风的降尿酸药物等。

改善症状的抗风湿药
非甾体抗炎药

NSAIDs 是一大类具有抗炎、镇痛和解热作用的非类固醇药物，是世界各国最常用的药物之一，在风湿病的治疗中占有重要地位。这类药物通过抑制环氧化酶（COX），阻断花生四烯酸合成前列腺素

（PG），而产生抗炎、解热、镇痛等治疗作用。

NSAIDs又可以分为很多种，既可以根据化学结构分类，又可以根据其对两种酶（COX-1、COX-2）的不同作用分类，主要可用于治疗各种类型的关节炎，特别是骨关节炎、类风湿关节炎（RA）和强直性脊柱炎；各种软组织风湿病，如风湿性多肌痛、肌腱炎、肩周炎、腰肌劳损；运动性损伤等。

不良反应包括：胃肠反应，居各不良反应之首；肾毒性，传统NSAIDs可影响肾脏的血液灌流，长期应用对肾脏有一定的毒性；肝毒性，并不明显，若长期应用，个别患者会出现轻、中度转氨酶水平升高。

外用镇痛药

常用的有氟比洛芬巴布膏、双氯芬酸二乙胺乳胶剂、辣椒碱软膏、吲哚美辛巴布膏等。此外，还有传统中药制剂，如麝香镇痛膏、狗皮膏等。

糖皮质激素

糖皮质激素有抗炎、免疫抑制的作用，根据半衰期可以分为短效、中效、长效3种。这类药物可用于治疗弥漫性结缔组织病，如系统性红斑狼疮（SLE）、干燥综合征（SS）、多发性肌炎和皮肌炎（PM/DM）等，也可用于治疗类风湿关节炎和急性风湿性心脏病，用药剂量视病情而定。提倡糖皮质激素和免疫抑制剂联用，这样不仅可以减少糖皮质激素的用量，而且可以增强疗效。

其不良反应包括骨质疏松症、感染、肾上腺皮质功能亢进、激素撤退综合征、肾上腺皮质功能减退、溃疡（诱发或加重）、缺血性骨坏死、糖尿病（诱发或加重）、皮质类固醇肌病以及行为、精神异常等。

改善症状的抗风湿中成药

中医治疗风湿病有着悠久的历史。千百年来，通过反复的临床实践与研究，已经积累了丰富的中医治疗风湿病的经验。主要手段有中药、拔罐、针灸、艾灸、按摩等。中医主要通过祛风通络、活血止痛、补益肝肾等手段来改善风湿病患者的关节疼痛、肢体麻木、腰酸腰痛、怕风怕冷、乏力失眠等症状。常用的中成药有风湿祛痛胶囊、复方夏天无片、昆仙胶囊、雷公藤多苷片、金天格胶囊、白芍总苷胶囊等。

慢作用抗风湿药

慢作用抗风湿药，又称改善病情的抗风湿药，起效慢，疗程长，其疗效可维持数月甚至数年。这类药可抑制自身免疫反应，阻止病情进展，其不良反应主要有过敏反应、血细胞减少、胃肠道不适、肝肾毒性等（表1）。

表1 常见慢作用抗风湿药的临床应用及其不良反应

慢作用抗风湿药	临床应用	不良反应	备注
甲氨蝶呤（MTX）	主要用于RA的治疗，为治疗RA的基础药，可与其他慢作用抗风湿药联用	胃肠道等方面的不良反应，可通过口服叶酸片（2.5~5.0 mg/天）来缓解	
环磷酰胺（CTX）	适用于有肾、中枢神经系统等受累的SLE患者；与糖皮质激素联用，目前已成为治疗 SLE、狼疮肾炎（LN）的首选	消化系统反应、泌尿系统异常、性腺及骨髓抑制、致畸等不良反应	
硫唑嘌呤	可用于RA、SLE、DM/PM、血管炎、贝赫切特综合征、干燥综合征等的治疗	血液系统、心血管系统、消化系统、呼吸系统等方面的不良反应	
环孢素	可用于一些难治性自身免疫病，如 RA、SLE、LN、多发性肌炎（DM）、银屑病关节炎等的治疗	胃肠道反应、牙龈增生伴出血、肾毒性、高血压、电解质紊乱等	因价格及毒副作用常用于其他药物治疗无效的病例
吗替麦考酚酯	可用于自身免疫病，如 SLE、LN、血管炎、难治性RA 等的治疗，能使尿蛋白水平降低或尿蛋白转阴	胃肠道症状，骨髓抑制，继发感染，偶见血尿酸水平升高、高血钾、肌痛或嗜睡等	
来氟米特	可用于器官移植的排斥反应，及RA、SLE等自身免疫病的治疗	主要为消化道症状、皮疹、脱发、血压升高、体重下降等	

慢作用抗风湿药	临床应用	不良反应	备注
抗疟药（氯喹和羟氯喹）	可用于SLE、RA、皮肌炎（PM）、SS、脊柱关节病等的治疗	眼睛、神经系统、皮肤、血液系统、胃肠道方面的不良反应	
柳氮磺吡啶	可用于AS、赖特综合征、反应性关节炎、银屑病关节炎等的治疗	过敏反应，对血液系统、消化系统等有影响	可用于外周型AS的治疗
雷公藤	可用于SLE、RA、AS、幼年型类风湿关节炎（JRA）、斯蒂尔病、肾病综合征等的治疗	对生殖系统、消化系统、血液系统、皮肤黏膜等有一定影响	现代医学研究表明，雷公藤具有免疫调节、抗炎、抗肿瘤、抗生育等作用
白芍总苷	能改善RA患者的症状和体征，降低血沉和类风湿因子（RF）滴度；对RA患者的异常免疫功能具有调节或恢复作用	部分患者大便次数增多	

慢作用抗风湿药（包括免疫抑制剂）中的两种或两种以上联用，为联合治疗。联合治疗已被认为是改善RA的关键性治疗方法。其优点有：可能产生协同作用，从不同环节攻击免疫病理过程而使疗效增强；可以减少所用药物剂量，且不会增加不良反应；某一种药可以降低另一种药的毒性，如羟氯喹可以降低MTX的肝毒性。

生物制剂

生物制剂不仅可以快速有效地改善 RA 患者的临床症状及体征，而且从远期观察来看，具有改善关节结构和功能的作用，为 RA 的治疗提供了一个新的选择方向。但因费用相对比较高等问题，生物制剂尚不作为治疗 RA 的首选用药。生物制剂可分为肿瘤坏死因子-α（TNF-α）拮抗剂、白细胞介素-1（IL-1）拮抗剂以及静脉注射用丙种球蛋白等。注意，使用 TNF-α 拮抗剂后容易发生感染（除常见致病菌感染外，还可能是结核分枝杆菌、机会致病菌及真菌感染）。

根据《生物制剂治疗类风湿关节炎合理用药中国专家共识》，常用生物制剂的给药方式、用法用量和禁忌证见表2。

软骨保护剂

常见的软骨保护剂有玻璃酸钠注射液与硫酸氨基葡萄糖胶囊。

玻璃酸钠注射液

玻璃酸钠是关节滑液的主要成分，可与蛋白糖亚单位结合，形成蛋白多糖聚合物，从而组成软骨基质。关节腔内注入玻璃酸钠注射液，能明显改善滑液组织的炎症反应，提高滑液中玻璃酸钠的含量以及关

表2 常用生物制剂治疗RA的给药方式、用法用量和禁忌证

药品名	推荐给药方式	用法用量	禁忌证
ETN	皮下注射,注射部位为大腿、腹部和上臂,每次在不同部位注射。与前次注射部位至少相距3 cm。禁止注射于皮肤柔嫩、瘀伤、发红或发硬部位	推荐剂量为25 mg每周2次(间隔72~96 h)或50 mg每周1次	除RTX外的其余生物制剂的禁忌证相似,主要包括:①对产品中活性成分或其他任何成分过敏者;②患有结核病或其他活动性感染(包括脓毒症、脓肿、机会性感染等)的患者;③患有中重度心力衰竭(纽约心脏学会心功能分级Ⅲ、Ⅳ级)的患者
IFX	静脉给药,应在复溶并稀释后3 h内进行。输液时间不得少于2 h。所有患者应在给药后至少观察1~2 h,以观察急性输液相关反应	首次给予IFX 3 mg·kg^{-1},然后在首次给药后的第2周和第6周及以后每隔8周各给予1次相同剂量。IFX应与MTX合用。对于疗效不佳的患者,可考虑将剂量调整至10 mg·kg^{-1}或将用药间隔调整为4周	

药品名	推荐给药方式	用法用量	禁忌证
ADA	ADA,CTP,GOL和ABA的推荐给药方式相同。如下:皮下注射,适宜注射部位包括大腿和腹部。需在注射前30 min将预充针从包装盒内取出,并置于室温下。如果需要多次注射,应在身体的不同部位进行注射,应轮换注射部位进行注射,不得在皮肤触痛、挫伤、发红或硬结的部位进行注射	对于RA成人患者,建议用量为40 mg ADA,每2周皮下注射单剂量给药	
CTP		初始和在第2、第4周时400 mg,接着每隔1周200 mg;为维持给药可考虑每4周400 mg	
GOL		50 mg,每月1次给药	
ABA		125 mg,每周1次给药	
TCZ	建议TCZ静脉滴注时间在1 h以上	成人推荐剂量是8 mg·kg^{-1},每4周静脉滴注1次,可与MTX或其他DMARDs药物联用。出现肝功能异常、中性粒细胞计数降低、血小板计数降低时,可将TCZ的剂量减至4 mg·kg^{-1}	

药品名	推荐给药方式	用法用量	禁忌证
RTX	监测是否发生细胞因子释放综合征、肿瘤溶联解综合征	联合 MTX 治疗 RA 的剂量为每次1000 mg，第1和第15天各1次，不能快于16周1个疗程	已知对本药的任何辅料和鼠蛋白过敏的患者禁用

ETN：依那西普，商品名为益赛普、安佰诺、恩利等。IFX：英夫利西单抗，商品名为类克等。ADA：阿达木单抗，商品名为安健宁、修美乐、苏立信等。CTP：培塞利珠单抗，商品名为希敏佳。GOL：戈利木单抗，商品名为欣普尼。ABA：阿巴西普，商品名为恩瑞舒。TCZ：托珠单抗，商品名为雅美罗。RTX：利妥昔单抗，商品名为美罗华。

节液的黏稠度，增强关节液的润滑功能，从而保护关节软骨，促进关节软骨的愈合与再生，缓解关节疼痛，增大关节活动度。

玻璃酸钠注射液可以作为骨关节炎治疗的辅助用药。一般采用关节腔内注射，每周1次，5周为1个疗程。注意：在关节腔感染的急性期，禁止关节腔内注射。不良反应有皮疹、瘙痒等过敏反应。

硫酸氨基葡萄糖胶囊

这种药物适用于骨关节炎患者。口服给药，每天3次，一般4～12周为1个疗程，可根据需要，延长疗程时间。每年可重复治疗2～3个疗程。

不良反应：极少见轻微且短暂的胃肠道不适，如恶心和便秘；偶见轻度嗜睡。

其他药物

其他药物还包括骨质疏松症治疗药物（表3）、降尿酸药物（表4）等。

表3　骨质疏松症治疗药物

骨质增强剂		药物代表
抑制骨吸收药物		替勃龙片、结合雌激素片、依替膦酸二钠片、依降钙素注射液、枸橼酸他莫昔芬片等
促进骨形成药物		氟化钠、炔诺酮片、骨化三醇胶丸、阿法骨化醇片等
钙剂	无机钙制剂	磷酸氢钙制剂（维丁钙片等）、碳酸钙制剂（钙尔奇D、凯思立等）
	有机钙制剂	枸橼酸钙制剂、氨基酸螯合钙制剂（乐力等）

表4　降尿酸药物

降尿酸药物		临床应用	不良反应
促进尿酸排泄的药物	丙磺舒	适用于频繁发作的痛风性关节炎伴高尿酸血症及痛风石患者，作为抗生素治疗的辅助用药，可增强抗生素的疗效	常见头痛、纳差、恶心，少见尿酸结石、头晕，偶见呼吸困难、发热
	苯溴马隆	适用于单纯原发性高尿酸血症及非发作期痛风性关节炎患者	可有恶心、腹泻及腹部不适等胃肠道不良反应，可引起或诱发尿酸性肾病、肾结石、肾绞痛和暂时性阳痿
抑制尿酸生成的药物	别嘌呤醇	可用于治疗慢性原发性或继发性痛风，对急性痛风发作无效；原发性或继发性高尿酸血症；伴有肾功能不全的高尿酸血症；伴有或不伴有痛风症状的尿酸肾病；反复发作性尿酸结石，可预防结石的形成；痛风石	常见头痛、头晕；可有恶心、呕吐、腹泻、胃部疼痛或阵发性腹痛等胃肠道不良反应；可引起过敏性肝坏死等，常见于用药后3～4周；可见肌酐清除率下降，少尿，甚至出现进行性肾衰竭

降尿酸药物	临床应用	不良反应
抑制尿酸生成的药物 非布司他	可用于有痛风症状的高尿酸血症的长期治疗，不推荐用于无临床症状的高尿酸血症的治疗	可有粒细胞缺乏症、嗜酸性粒细胞增多症、黄疸、肝病、过敏反应、横纹肌溶解症、肾小管间质性肾炎、全身性皮疹、多形红斑、中毒性表皮坏死松解症等不良反应

■ 风湿病为何如此难治

很多患者常常抱怨：风湿病老是反复发作，总是治不好；停药了一段时间后又得吃；风湿病好了之后还会复发。风湿病为何如此难治呢？原因主要有三个。

风湿病的自身性质

风湿病是由感染及遗传等因素引起的自身免疫系统紊乱相关疾病，而纠正免疫系统紊乱非一日之功，患者必须坚持长期治疗。

患者不能坚持治疗

治疗时间长，患者对常用药物如激素等存有偏见，再加上经济、心理等因素的影响，患者不能坚持规律治疗，导致病情反复。

生活方式管理困难

风湿病患者的生活方式管理困难。患者在日常生活中需要做到保持心态平稳、防寒保暖、健康饮食、适当运动。不良情绪、吹风受冷等都会导致病情反复或加重。

如何看待药物副作用

首先需要说明的是，目前不存在没有任何副作用的药物。

在治疗疾病的过程中，医生会考虑遵循"获益大于风险"的原则，即当药物的副作用小于疾病风险时，使用药物就值得被肯定。通常来说，疾病对身体的危害要远远大于药物的副作用对身体的损害。因此，在治疗疾病时，首先考虑的是药物的治疗作用，解决疾病给身体带来的困扰才是最主要的。

在用药前要仔细阅读说明书或者听从医生的嘱咐。要定期监测病情的控制情况，观察是否有不良反应的发生，以便及时调整治疗方案。只有这样，我们才能既有效控制原发疾病，又能把不良反应控制在安全范围内。

▌ 风湿病患者在日常护理中需要注意什么

风湿病是一种常见且危害较大的疾病，患者较多。很多风湿病患者经常会忽略日常护理，导致病情加重。对风湿病患者来说，做好日常护理是必不可少的，这对缓解病情能起到一定的作用。在日常护理中，应主要注意以下几方面：

注意日常生活防护

不管是为了预防风湿病还是改善病情，都要注重日常生活细节，做好日常生活防护。

❶ 在洗脸、刷牙等时，尽量使用温水。

❷ 每天晚上睡觉前用热水洗脚，这样不但可以促进下肢血流通畅，还可以消肿止痛、祛风湿。

❸ 居住在通风、向阳的房子里，保持室内空气新鲜。

❹ 做好日常保暖工作，避免风寒、潮湿及过度劳累等不良刺激。

❺ 不要在水泥地板及风口处睡卧。

做好疾病发作期的护理

风湿病患者应做到全方位防护，尤其是在疾病发作期。

❶ 在病情不稳定的时期，或者急性期，必须卧床休息2～3周，同时根据身体情况合理安排生活。

❷ 在病情得到控制后适当做一些日常劳动，以不感到疲劳为原则。

❸ 出汗较多时，须用干毛巾及时擦干，衣服汗湿后应及时更换。

加强运动

运动也是日常护理中极其重要的辅助治疗手段，风湿病患者应选择适当的方式进行运动。如强直性脊柱炎患者应每天按时选择合适的方式进行运动，如适当转动颈、腰，打太极拳，在适宜水温下游泳等。

▍那些让人看不懂的医学词汇是什么意思

去医院看病时，患者或多或少会接触一些医学名词或术语，其中有很多可能是患者之前从未听说过的，更别说要看懂它们了。为了便于患者了解病情及与医生进行有效、充分的沟通，下面列举了一些与风湿病相关的常见医学词汇。

血沉（ESR）、C反应蛋白（CRP）

风湿病患者的红细胞沉降率（简称血沉，ESR）、C反应蛋白（CRP）升高，往往表示风湿病处于活动期。但是这两个指标升高并不能用来确诊风湿病，因为当患者有其他疾病如感染、外伤时，这两个指标也都会升高。

类风湿因子（RF）

类风湿因子阳性一般提示类风湿关节炎。但当患者有系统性红斑狼疮、强直性脊柱炎等疾病时，该指标也呈阳性，因此类风湿因子阳性并不是诊断类风湿关节炎的特定依据。

HLA-B27基因

这是人体内一个基因的名称。80%～90%的中国强直性脊柱炎患者存在该基因阳性的情况，但该基因阴性不能用来排除强直性脊柱炎。

补体C3、C4

补体C3、C4是检测系统性红斑狼疮的重要指标。对系统性红斑狼疮患者而言，补体水平下降一般意味着疾病正在发生、发展，而补体水平大幅度上升往往提示患者存在感染的情况。

免疫球蛋白

免疫球蛋白包括IgG、IgA、IgM、IgE等，该指标与疾病活动有关。IgG水平升高常见于系统性红斑狼疮和干燥综合征患者。

抗中性粒细胞胞浆抗体（ANCA）

抗中性粒细胞胞浆抗体是系统性血管炎的血清标记物，对该病的鉴别诊断及预后估计有一定作用，而且是提示疾病活动度的一个重要指标。

抗心磷脂抗体和抗β₂-糖蛋白Ⅰ抗体

这两种抗体阳性往往提示患者易发生动静脉血栓，且与系统性红斑狼疮密切相关。抗心磷脂抗体阳性的系统性红斑狼疮患者易出现血栓、血小板减少性紫癜等表现，抗心磷脂抗体阳性的女性患者易发生习惯性流产。

抗核抗体（ANA）

抗核抗体检查是风湿病的初步筛选试验，对风湿病的诊断极为重要。在临床上，很多患者经治疗后虽然症状得到改善，但 ANA 始终阳性或滴度没有下降。实际上，ANA滴度始终与疾病活动度无关。

抗dsDNA抗体

抗 dsDNA 抗体，又称为抗双链 DNA 抗体，是系统性红斑狼疮的特异性抗体。一般来说，抗 dsDNA 抗体滴度与系统性红斑狼疮的活动度有关。系统性红斑狼疮的病情得到控制后，抗 dsDNA 抗体滴度会下降。

▍ 患有风湿病的孕妇能否服用治疗风湿病的药物

风湿病患者常以女性居多，而女性患者常常面临生育这一难题。很多孕妇会有这样的疑问：我能服用治疗风湿病的药物吗？治疗风湿病的药物会对胎儿的生长发育造成影响吗？

风湿病是一大类主要累及关节及其周围组织的系统性疾病，因此对生殖系统等的影响不大，处于轻度风湿病活动期的孕妇不必过于担心。临床发现，很多患有类风湿关节炎的孕妇病情会趋于稳定。这是因为在妊娠期，孕妇血液中的雌激素和孕激素比未怀孕前增加了，这些激素的抗炎作用能够改善关节的症状；

血液中的皮质类固醇浓度也比未怀孕前高，而这种激素恰好可以抑制炎症；孕妇体内会生成一种称为妊娠相关血浆蛋白的物质，据称这种物质对炎症有抑制作用。但是，许多抗风湿药物有毒副作用，因此患有风湿病的女性无论处于孕前、孕期，还是产后，在服用药物前都一定要先咨询专科医生，由医生确定治疗方案。

你该知道的
常见风湿性疾病

类风湿关节炎

小 关 节 的 疼 痛

近年来，类风湿关节炎患者在我国越来越常见，目前我国约有 500 万类风湿关节炎患者。类风湿关节炎是一种主要累及关节的慢性全身性自身免疫病（图1）。主要表现为关节肿痛，继而表现为关节软骨破坏、关节间隙变窄，晚期会表现为关节僵直、畸形、功能障碍，因此如果患者不及时接受治疗，其日常生活质量就会受到影响。

▋ 为什么会得类风湿关节炎

类风湿关节炎的病因目前尚未明确，该病可能和很多因素有关。首先可能是遗传因素，因为该病有明显的家族遗传倾向。其次，虽然尚未证实有导致该病的直接感染因子，但是目前认为一些细菌、病毒、支原体的感染，会引起免疫功能异常，从而导致相应的关节炎症。再次，吸烟、饮食、环境也是类风湿关节炎的致病因素。此外，该病的发生还受雌激素的影

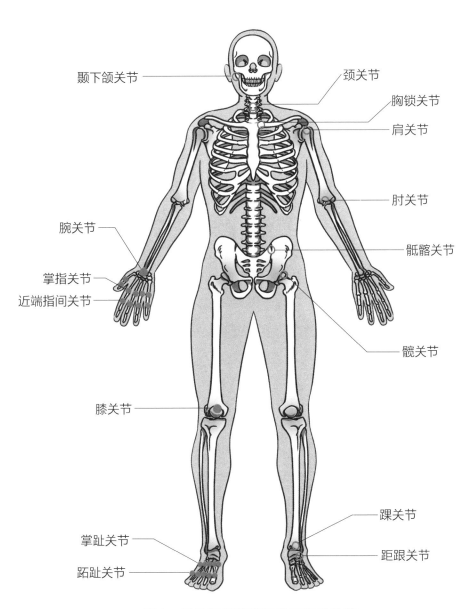

颞下颌关节

颈关节

胸锁关节

肩关节

肘关节

腕关节

骶髂关节

掌指关节

近端指间关节

髋关节

膝关节

踝关节

距跟关节

掌趾关节

跖趾关节

图1　类风湿关节炎通常侵犯的关节

响，女性的发病率是男性的2～3倍。

▌ 出现哪些临床表现时应联想到类风湿关节炎

不同类风湿关节炎患者的临床表现差异很大。多数患者为慢性起病，以对称性双手、双足等的关节肿痛为首发表现，常伴有晨僵（即晨起后病变的关节由于夜间长时间静止不动而变得僵硬，像被胶水粘住了一样，在适当活动后症状可逐渐减轻，持续时间多超过1小时），也可伴有乏力、低热、肌肉酸痛、体重下降等全身症状（图2）。

此外，少数患者为急性起病，即在数天内出现关节肿胀、关节疼痛、关节畸形、关节功能障碍、晨僵等典型症状。如果发现自身出现以上临床表现，则应及时到医院就诊，并与医生进行沟通，采取有效的治疗方案，以缓解病情。

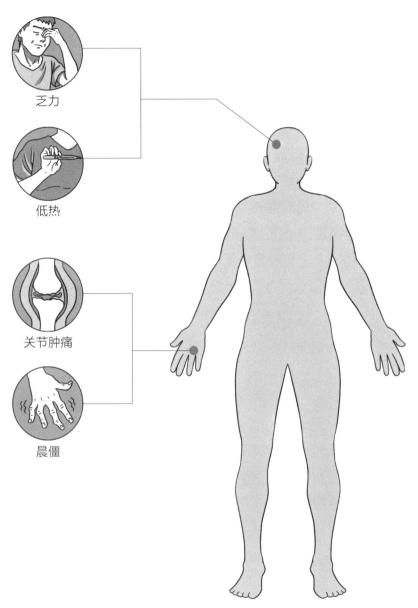

乏力

低热

关节肿痛

晨僵

图2　类风湿关节炎的典型症状

▌ 类风湿关节炎会引起其他器官损伤吗

类风湿关节炎是一种全身性疾病（图3），除会累及关节以外，还会累及呼吸系统、神经系统、血液系统、泌尿系统等，如会引起间质性肺炎、心包炎、骨质疏松症、贫血。因此，类风湿关节炎患者往往需要定期体检，最好是每个月进行一次简单检查，每三个月进行一次全面检查，每年做一次胸部影像学检查。年长者还须定期检测骨密度，警惕骨质疏松症的发生。

▌ 出现关节肿痛就可以认为自己得了类风湿关节炎吗

很多人一出现关节肿痛，就怀疑自己得了类风湿关节炎。类风湿关节炎是一种以侵蚀小关节为主要表现的全身性自身免疫病，主要表现为对称性、持续性关节肿胀和疼痛。另外，常伴有晨僵，受累关节以近端指间关节、掌指关节、腕关节、肘关节和足趾关节最为多见。而关节肿痛一般由炎症刺激所致，既可以是类风湿关节炎的表现，也可以是骨关节炎、银屑病关节炎、痛风性关节炎等疾病的表现。在未确诊的情况下，不建议患者盲目地进行治疗。患者应及时至医

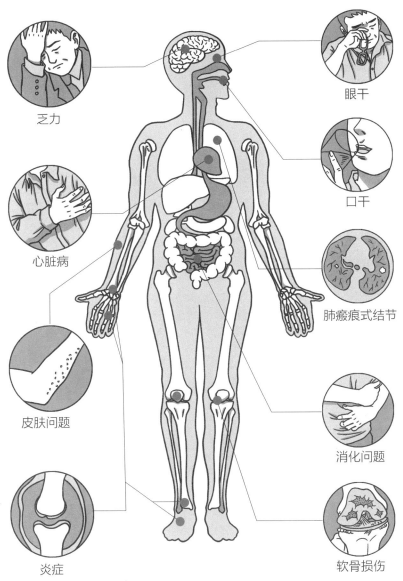

乏力

眼干

心脏病

口干

肺瘢痕式结节

皮肤问题

消化问题

炎症

软骨损伤

图3　类风湿关节炎对人体的影响

院就诊，在医生的指导下进行检查，以明确疾病，并制定合理的治疗方案。

患有以下几种疾病的人可能会出现关节肿痛。

类风湿关节炎

类风湿关节炎属于自身免疫病，以累及手部小关节的对称性关节炎为特征（图4），经常伴有关节外器官受累及类风湿因子（RF）阳性。该病可致关节严重变形甚至残疾，故确诊者应积极配合医生治疗，切忌随意停药或自行调整治疗方案。

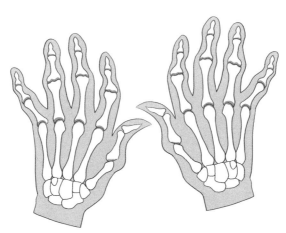

图4　类风湿关节炎的特征：对称性发病

骨关节炎

最常见的骨关节炎是原发性骨关节炎，多见于中老年人，是自然老化的结果。体重超重引起的关节负荷过重也可导致骨关节炎。体力劳动者及不正确使用关节（过度敲击键盘，进行高强度体育锻炼，搬运重物，走姿、站姿或坐姿不当）者多发。病情进展后可能会出现不同程度的晨起关节僵硬、屈伸功能障碍、肌肉萎缩、关节畸形等。

银屑病关节炎

银屑病是一种由免疫功能紊乱导致的皮肤病。银屑病关节炎以手指或足趾远端关节受累更为常见，发病前或病程中会出现银屑病皮肤或指甲病变，可有关节畸形，但对称性指间关节炎较少，RF阴性。一般来说，经合理药物治疗，关节炎和皮疹都会得到改善。

痛风性关节炎

痛风是一种慢性病。长期血尿酸水平增高是痛风发生的基础，而关节疼痛与饮酒、进食海鲜或肉类有明显关联。50%的痛风性关节炎患者发病的首发部位在第一跖趾关节（大脚趾与足背连接处的关节）。此外，踝、膝、肘、手关节也常常受累。

▌ 得了类风湿关节炎，贴膏药就可以了吗

类风湿关节炎患者应至风湿免疫科进行正规诊疗。膏药作为一种外用药，中医认为可以起到疏通经络的作用，并且在一定程度上可以驱寒祛湿、镇痛。但得了类风湿关节炎后，仅仅依靠膏药是不够的。患者往往会遇到贴了膏药后疼痛得到缓解，但是一将膏药取下来疼痛就会加重的情况。贴膏药不能持续缓解疼痛，不能起到控制病情发展的作用，这是治标不治本的做法。

给药途径不同，药物吸收速度也不同，口服药物起效往往快于经皮肤渗入的药物。也就是说，虽然贴膏药有作用，但最终贴膏药的效果远不如口服治疗药物，贴膏药的效果可以说是杯水车薪。

另外，用膏药治疗类风湿关节炎的效果因人而异。也就是说，有的类风湿关节炎患者贴了膏药后疼痛可能会得到缓解，有的患者贴了膏药后疼痛不仅没有半点儿减轻，反而越来越严重。

确定得了类风湿关节炎后，患者应尽早就医，在医生指导下正确使用口服药物和外用膏药，这样既可以缓解疼痛，又能从根源上延缓疾病进展。

▌ 类风湿关节炎会影响下一代吗

类风湿关节炎不是遗传病，但是有遗传倾向，所以类风湿关节炎不会100%遗传给下一代，不必过分忧虑。计划备孕的育龄期女性也不必担心用药会影响胎儿，目前治疗类风湿关节炎的药物有很多种，其中包括不穿透胎盘屏障，不会对胎儿造成影响的药物，如培塞利珠单抗注射液等。若遇到特殊情况，建议及时与医生沟通。医生会根据患者病情调整用药方案，患者不能自行停药、换药，以免加重病情。

▌ 中药对类风湿关节炎的治疗有效吗

很多患者认为西药副作用大，中药相对安全，因此一味服用中药。在专业医生指导下服用中药对改善类风湿关节炎的病情确实有所帮助。大部分治疗类风湿关节炎的中药都具有活血通络、祛风除湿的作用，其他可以提高人体抵抗力或补益肾气、补肾壮骨的中药也可以用来治疗类风湿关节炎。但是中药见效慢，需要对症下药、长期调理，因此当患者处于疾病活动期且急需止痛时，用中药慢慢调理是不可取的。现代临床治疗常常采用中西医结合的方法，全面综合治疗类风湿关节炎。自行滥用中药，可能会导致中毒，严重时甚至危及生命。

▎不积极治疗的话，会有什么后果

如果不积极治疗，类风湿关节炎不仅会使患者身体机能、生活质量和社会参与度下降，也会给患者家庭和社会带来巨大的经济负担。常见的后果有以下几种：

关节畸形、致残
类风湿关节炎患者早期会出现关节肿痛、僵硬，如果不及时进行有效治疗，晚期轻者关节畸形（图5)，重者瘫痪，生活不能自理。

多系统损害
类风湿关节炎患者晚期还会因病变侵犯心脏、血管、肺、眼睛、神经等，出现相关严重并发症，痛苦加剧。

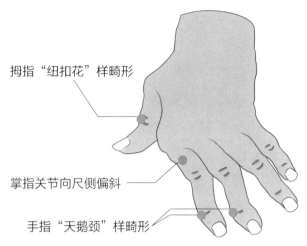

拇指"纽扣花"样畸形

掌指关节向尺侧偏斜

手指"天鹅颈"样畸形

图5　类风湿关节炎晚期关节畸形

合并肿瘤

类风湿关节炎是由免疫系统紊乱导致的免疫病，如果不及时治疗，就可能会增加肿瘤发生的可能性。此外，传统的治疗性药物都含有免疫抑制剂，这类药物会增加肿瘤发生的可能性。因此，癌变也是类风湿关节炎晚期的一大危害，类风湿关节炎患者务必及时、规范就医。

■　在症状缓解后可以停药吗

类风湿关节炎是一种慢性自身免疫病，就目前的医疗水平来说还不能完全治愈。因此，一旦确诊，大多数患者需要终身服药。经过积极治疗后，即使关节不痛了，治疗也不能停。临床症状暂时消失，只能说明这段时间的药物治疗卓有成效。但下一阶段能否减少药物剂量，得由医生根据病情来决定。一般来说，随着病情的好转，医生会逐渐减少药物剂量，最后患者只需要服用最小有效剂量来维持治疗，以达到临床缓解。所谓临床缓解，是指患者经过一系列规范治疗后，相关的症状、体征基本消失。通俗来说，就是通过一些相关的血液检查、体格检查、影像学检查等，没有发现异常，而且患者也没有明显不适，这时就认为患者已经达到临床缓解。

■ 病情一直控制得很好，这次为什么会突然发作

类风湿关节炎突然发作的原因有以下几点。

感染

有些类风湿关节炎患者是在患上扁桃体炎、咽喉炎、鼻窦炎、慢性胆囊炎、龋齿等感染性疾病之后发病的。

受寒

在天气变冷时，没有注意保暖，受风、受寒，寒气入体，从而导致类风湿关节炎突然发作。

不良的饮食习惯

辛辣食物容易加快身体局部炎症反应的发展速度，从而导致类风湿关节炎进一步加重。

过度劳累

劳累是百病之源，过度劳累是类风湿关节炎的发病诱因。

■ 如何进行关节功能等级自测

对类风湿关节炎患者的关节功能进行评判，是诊断类风湿关节炎和划分等级的依据。关节肿痛和结构破坏都会引起关节功能障碍。美国风湿病学会根据关节功能障碍影响生活的程度将关节功能分为4级。

Ⅰ级：能照常进行日常生活和各项工作。

Ⅱ级：可进行一般的日常生活和某种职业工作，但参与其他项目时活动受限。

Ⅲ级：可进行一般的日常生活，但参与某种职业工作或其他项目时活动受限。

Ⅳ级：日常生活的自理和参与工作的能力均受限。

目前，医生的治疗目标是让更多患者的关节功能长期保持在Ⅰ～Ⅱ级，以降低患者关节畸形甚至残疾的风险。因此，自评为Ⅲ～Ⅳ级的患者应立即就医，寻找专科医生并制定符合自己的诊疗方案，从而将自己的关节功能控制至Ⅰ～Ⅱ级；而自评为Ⅰ～Ⅱ级的患者，虽然关节功能还没有明显影响日常生活，但是也应该积极寻求治疗，尽早用药，以控制病情的进展。总的来说，不论关节功能为几级，患者一旦有风湿病相关症状，就应尽早就诊，尽早治疗，以减少相关并发症。

系统性红斑狼疮
年 轻 女 性 的 噩 梦

系统性红斑狼疮是一种由于致病性自身抗体和免疫复合物形成，导致器官、组织损伤的自身免疫病，全球平均患病率为（12～39）/10万，我国患病率为（30～70）/10万。临床上常存在呼吸、消化、血液、神经、循环系统等受累的表现。患者血清中存在以抗核抗体为代表的多种自身抗体。该病好发于20～40岁育龄期女性。

▌ 为什么会得系统性红斑狼疮

系统性红斑狼疮的病因比较复杂。该病主要和以下四个因素有关。

遗传因素

系统性红斑狼疮是与人体多种基因相关的疾病。研究发现，该病与 $HLA-II$ 类基因最为相关。因此，患者应该在医生的建议下进行相关基因检测。

环境因素

紫外线、一些化学制剂，以及某些病原微生物都可以诱发系统性红斑狼疮。

雌激素

雌激素参与与系统性红斑狼疮发病相关的免疫反应，因此女性患病率明显高于男性。

药物

据报道，有多种药物如普鲁卡因胺、肼屈嗪（又名肼苯达嗪）、奎尼丁、异烟肼、柳氮磺吡啶等，可诱发系统性红斑狼疮。

▌系统性红斑狼疮这种病严重吗

系统性红斑狼疮是以免疫系统紊乱为主的风湿病，可累及全身各个系统，如呼吸、消化、血液、神经、循环系统等。累及脏器的种类和程度不一样，相对应的临床表现也不一样。

根据病情的严重程度，系统性红斑狼疮患者可分为轻度、中度、重度三类。

❶轻度患者，多出现面部红斑等皮肤改变。可以用羟

氯喹改善红斑。

❷ 中度患者，可能会出现发热、关节痛、消瘦等症状。可以用非甾体消炎药止痛消炎，用羟氯喹调节免疫功能。

❸ 重度患者，常全身多组织器官受累，可能会出现间质性肺炎、肾炎等。可以使用糖皮质激素或免疫抑制剂治疗，或进行免疫抑制治疗。

需要注意的是，没有出现其他并发症的系统性红斑狼疮轻度患者，若能得到早期诊断并在专业医生指导下积极进行规范治疗，对自身病情加以控制，则可以维持正常的生活和工作。

▌ 得了系统性红斑狼疮，会有哪些临床表现

系统性红斑狼疮的临床表现多种多样（图1），其中发热、关节肿痛和面部蝶形红斑是系统性红斑狼疮最常见的早期表现。当出现上述表现后，患者应及时去医院风湿免疫科就诊。此外，还有部分患者在早期无明显表现，但会出现蛋白尿或血尿。肾脏进一步受累后，患者还会出现水肿、高血压、肾功能不全甚至尿毒症等。

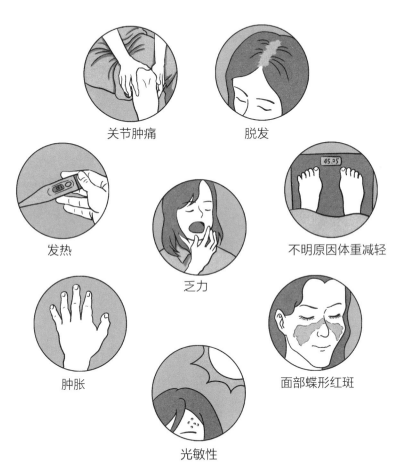

关节肿痛　　脱发

发热　　乏力　　不明原因体重减轻

肿胀　　光敏性　　面部蝶形红斑

图1　系统性红斑狼疮的常见临床表现

▍什么是雷诺现象

患者受到外界低温或情绪、压力刺激后，手指、脚趾的供血小动脉痉挛或狭窄，导致肢体末端缺血，表现为身体末端，如手指、脚趾，相继出现发白、发紫、发红等颜色变化，这种现象称为雷诺现象（图2）。可以伴有局部疼痛、麻木、发冷、灼热感等。症状可持续数秒至数十分钟，患者感受到温暖或情绪平复后症状消失。很多风湿病（如系统性红斑狼疮）患者都会出现雷诺现象，且这种现象多出现在秋冬季节，多见于20~40岁育龄期女性。

经常出现雷诺现象的患者，在日常生活中应多注意保暖，多运动、按摩，包裹患处或将患处泡在温水中以缓解症状；应积极治疗原发病，尽量缓解症状和减少发作次数。若雷诺现象较为严重，甚至皮肤出现坏死、溃疡等，则患者应积极对症治疗，否则可能会有截肢的风险。

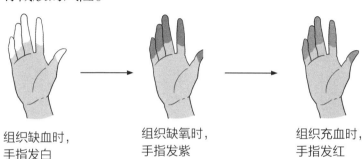

组织缺血时，　　　组织缺氧时，　　　组织充血时，
手指发白　　　　　手指发紫　　　　　手指发红

图2　雷诺现象

为什么很多系统性红斑狼疮患者的尿蛋白水平都高

长病程的系统性红斑狼疮患者容易合并狼疮肾炎。所谓狼疮肾炎，就是免疫复合物沉积在肾小球导致的炎症性肾脏损害。狼疮肾炎最常见的临床表现就是蛋白尿，常常伴有高血压和下肢水肿，严重者最后会出现肾衰竭。因此，系统性红斑狼疮患者应该监测尿常规、肾功能，一旦确诊为狼疮肾炎患者，就必须积极治疗，控制饮食，降低血压及尿蛋白水平，以缓解症状。

系统性红斑狼疮会影响下一代吗

系统性红斑狼疮的确会受遗传因素的影响，"母女同病""姐妹同病"等情况很多见。有资料表明，系统性红斑狼疮患者下一代的患病率是普通人的8倍，有 HLA-DR2、HLA-DR3、HLA-DR4 等基因的人患系统性红斑狼疮的概率比正常人要高很多。

但是，系统性红斑狼疮是一种由多基因、多因素引起的疾病，并不完全由遗传因素决定，相关因素还包括环境、心理、饮食等，所以系统性红斑狼疮患者的下一代不一定会患系统性红斑狼疮。

▌ 得了系统性红斑狼疮就不能怀孕生子吗

系统性红斑狼疮对怀孕是有一定影响的。它本身是一种全身性自身免疫病，会导致全身多个系统、多种脏器受累。处于系统性红斑狼疮活动期的患者一旦怀孕，就很可能出现流产、早产或者胎死腹中。因此，系统性红斑狼疮活动期患者需要避孕。

但是，这并不表明系统性红斑狼疮患者注定与下一代无缘。患者达到以下条件时可以考虑备孕：

❶ 不处于系统性红斑狼疮活动期，且保持病情稳定至少6个月。

❷ 口服泼尼松≤15 mg/天（或等效剂量的非含氟类糖皮质激素）。

❸ 24小时尿蛋白定量小于0.5 g。

❹ 无重要脏器损害。

❺ 停用免疫抑制剂（如环磷酰胺、甲氨蝶呤、雷公藤、霉酚酸酯等）至所需时间。不同药的停药时间不同。

❻ 若服用了来氟米特，建议先进行药物清除治疗，再停药至少6个月。

其中，靶向生物制剂（如泰它西普、贝利尤单抗）不良反应相对较少。育龄期女性可以使用生物制剂来降低传统药物的毒性，改善自身免疫性炎症导致的子宫内膜功能损伤。也就是说，患者只要能够得到早期诊断，早期进行合理有效的治疗，并且接受专业医生的指导，定期随诊，控制住病情，就可以正常怀孕。但备孕前，应在医生指导下停用生物制剂。

■ 怀孕时遇到抗磷脂综合征怎么办

抗磷脂综合征（APS）（图3）是一种以反复动脉或静脉血栓、病态妊娠和抗磷脂抗体持续阳性为特征的疾病。此病相对严重，需要引起重视，且目前尚无有效的预防手段。抗磷脂综合征多出现于系统性红斑狼疮患者，其主要表现有抗磷脂抗体持续阳性，反复出现静脉或动脉栓塞、习惯性流产、血小板减少症，严重者会因脏器功能衰竭而死亡。约半数患抗磷脂综合征的孕妇会出现流产。因此，一旦出现抗磷脂综合征，患者应及时就医，遵医嘱服药，在日常饮食方面可以适当补充维生素D，选择低脂低糖的食物，减少高热量食物的摄入量。

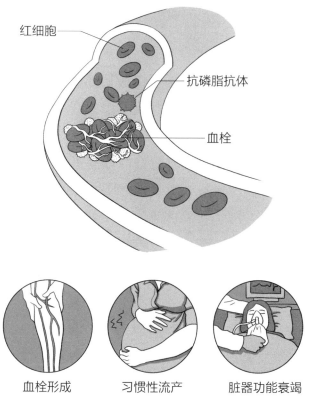

红细胞

抗磷脂抗体

血栓

血栓形成 习惯性流产 脏器功能衰竭

图3 抗磷脂综合征

▋ 同时得了乙型病毒性肝炎或肺结核的系统性红斑狼疮患者在治疗时需要注意什么

使用生物制剂治疗系统性红斑狼疮前，需要筛查乙型病毒性肝炎（简称乙肝）和肺结核（表1）。

同时得了乙肝的系统性红斑狼疮患者应先进行抗病毒治疗。医生会根据病情权衡利弊后决定是否选用生物制剂，一般使用生物制剂时患者应处于乙型肝炎病毒复制非活跃期。

同时得了肺结核的系统性红斑狼疮患者也应先进行抗结核治疗。一旦系统性红斑狼疮患者确诊患有活动性肺结核，就不建议使用生物制剂。因为生物制剂是通过抑制大量的炎症因子来缓解病情的，会影响患者的免疫系统，降低其对结核分枝杆菌的控制力。

表1　不同患者的治疗注意事项

患者	治疗原则	生物制剂应用
乙肝＋系统性红斑狼疮	先进行抗病毒治疗	谨慎选用
肺结核＋系统性红斑狼疮	先进行抗结核治疗	病情稳定后使用

▌ 症状缓解后可以停药吗

系统性红斑狼疮患者一般需要终身服药。随着病情的缓解，药物剂量可以逐渐减少，最终以最低的药物剂量维持治疗。只有长期坚持药物治疗，才能避免脏器损伤，使病情控制在稳定状态。如果停止服药，则可能会在短期内出现病情复发、加重及多种脏器受累等情况。严重者会发生脏器功能衰竭，最终死亡。

▌ 长期用激素或免疫抑制剂治疗是否有利于儿童的生长发育

糖皮质激素（简称激素）和免疫抑制剂依然是系统性红斑狼疮的主要治疗药物。目前儿童系统性红斑狼疮治疗药物较少，儿童若长期使用激素，则有生长缺陷和青春期延迟的风险。长期使用免疫抑制剂羟氯喹可能导致视网膜病变或视神经疾病。免疫抑制剂可能抑制儿童生长发育，对性腺也有一定的毒副作用。在医生的指导下，有些患者可以尝试使用不良反应少的生物制剂。例如，激素与泰它西普（我国自主研发的生物制剂，能有效治疗系统性红斑狼疮等风湿病）联用能更快减少激素用量，从而可以有效减少因使用激素出现的不良反应。

▋ 病情一直控制得挺好，这次为什么会突然发作

系统性红斑狼疮患者病情突然加重的原因有：

❶ 受到强烈的阳光照射，如外出时没有做好防晒措施。

❷ 服用某些能诱发疾病的药物，如青霉素、磺胺类药物等。

❸ 有严重的生理和心理压力，出现焦虑、紧张等情绪。

❹ 感染了某些病毒和细菌。

因此，患者在治疗过程中应避免以上能诱发疾病的因素。此外，患者在日常生活中还需要注意以下几点：

❶ 在饮食方面，宜进食高蛋白、高热量、高纤维及易消化的食物，少食多餐，宜软食，忌食芹菜、无花果、蘑菇、烟熏食品及辛辣刺激性食物等。

❷ 注意休息，不能熬夜，注意情绪稳定，保持良好的心理状态。

❸ 在病情稳定期，可适当参加社会活动或工作，注意劳逸结合，避免过于劳累，可适当练气功、打太极

拳、散步等。

针对系统性红斑狼疮，有什么最新上市的药物吗

近几年，国外上市了贝利尤单抗（商品名为倍力腾）。2021年3月，我国自主研发的创新药——泰它西普（商品名为泰爱）获国家药品监督管理局批准上市，是60年来第一种上市的治疗系统性红斑狼疮的国产生物制剂，也是全球首种治疗系统性红斑狼疮的"双靶点"生物制剂。

在使用生物制剂治疗系统性红斑狼疮前，患者需要进行血常规、血生化、尿常规、凝血功能、免疫功能、淋巴细胞亚群检查等，以及排除结核病、乙肝、肿瘤等。

当患者处于系统性红斑狼疮活动期时，推荐使用泰爱160 mg/周。它在控制高疾病活动度，提升补体水平，降低尿蛋白水平、抗dsDNA抗体水平、高免疫球蛋白水平，改善器官（如肾脏）受累等方面的疗效显著。当患者处于系统性红斑狼疮稳定期时，推荐使用泰爱80 mg/周。它在减少糖皮质激素的使用量、降低复发率、维持病情稳定等方面的疗效显著。

■ 我正在使用生物制剂治疗系统性红斑狼疮，能注射新型冠状病毒疫苗吗

根据2021年3月美国风湿病学会发布的风湿病和肌肉骨骼疾病患者接种新型冠状病毒疫苗的指南，除了对疫苗成分过敏外，自身免疫性和炎症性风湿病患者应该优先接种疫苗。

所有生物制剂都可能影响疫苗接种率，建议患者在接种疫苗前先咨询医生。医生会根据患者的具体情况进行分析，做出专业判断。

此外，患者在接种新型冠状病毒疫苗时还应注意以下几点：

❶ 应接种新型冠状病毒灭活疫苗。

❷ 应在疾病稳定期接种。

❸ 生物制剂和疫苗不可以同时注射，建议至少间隔一个半衰期。

干燥综合征
生命在干涸

　　干燥综合征是一种侵犯泪腺、唾液腺等外分泌腺的自身免疫病（图1），在临床上主要表现为口干、眼干、腮腺炎等。该病累及其他多个器官时会出现复杂的临床表现。干燥综合征可分为原发性和继发性两种，前者的发病原因不明，后者继发于另一诊断明确的结缔组织病或其他脏器的疾病。

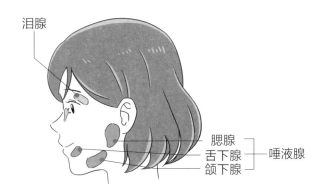

泪腺

腮腺
舌下腺　｝唾液腺
颌下腺

图1　干燥综合征侵犯的外分泌腺

▋ 为什么会得干燥综合征

干燥综合征的病因极其复杂，至今尚未完全明确。总的来说，遗传因素、自身免疫因素及其他因素共同参与其发病过程。

遗传因素

干燥综合征多与 *HLA-DR3*、*HLA-DR4* 基因密切相关，且这种遗传特性可以因种族而异。

自身免疫因素

免疫系统异常时，机体产生大量免疫球蛋白及自身抗体，尤其是抗 SSA 和抗 SSB 抗体。体内数量异常的抗原和抗体会攻击并破坏自身组织。

其他因素

年龄增长、体力活动不足等与干燥综合征的发生密切相关。

此外，研究发现，病毒感染也是引起干燥综合征的主要原因之一，EB 病毒、HIV 病毒、巨细胞病毒均可以诱导其发生。

■ 出现哪些临床表现时应联想到干燥综合征

干燥综合征的常见临床表现如下（图2）：

口干

患者可因口腔黏膜发黏、自觉口干而频繁饮水，吃固体食物时需要喝水或吃流食，饮水次数增加。

眼干

患者眼睛可因泪腺分泌功能减退而出现干涩、异物感、泪少等症状，严重者痛哭无泪。部分患者有眼睑缘反复化脓性感染、结膜炎、角膜炎等。

猖獗龋

猖獗龋是干燥综合征的特征性表现之一，一般表现为多个牙齿逐渐变黑，而后呈片状脱落，最终只留残根。

腮腺炎

部分患者表现为腮腺炎，出现间歇性交替性腮腺肿痛。该症状累及单侧或双侧，大部分在10天内自行消退，但有时会持续性肿大。

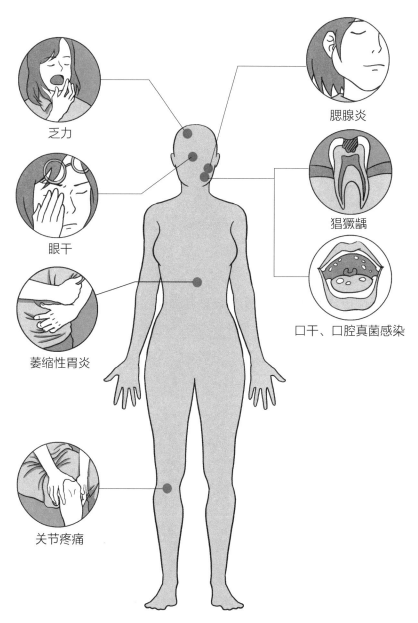

乏力

眼干

萎缩性胃炎

关节疼痛

腮腺炎

猖獗龋

口干、口腔真菌感染

图2　干燥综合征的常见临床表现

其他症状

部分患者会出现皮疹、结节红斑、关节痛、支气管炎、干咳、食管黏膜萎缩、萎缩性胃炎、慢性腹泻等非特异性症状。

▌ 干燥综合征会影响下一代吗

干燥综合征不是遗传病，但与遗传相关。研究表明，干燥综合征会受遗传因素的影响，有明显的家族聚集性；人类白细胞抗原中的 HLA-DR3、HLA-B8 与干燥综合征密切相关。但是该病的病因复杂，它还与环境因素、病毒感染、细胞免疫、体液免疫等有关，不一定会遗传给下一代，所以不必过于担心。

▌ 得了干燥综合征，该怎么办

患者若只有口干、眼干的症状，则可以服用溴己新、环戊硫酮片、口炎清冲剂、杞菊地黄口服液等，刺激唾液腺和泪腺分泌来缓解症状，也可以使用人工泪液或人工唾液替代治疗。

患者若只合并关节疼痛的症状，则可以服用非甾体抗炎药，如扶他林、布洛芬等来缓解症状。

患者若出现系统性损害，如合并肾脏、神经系统、血液系统或者呼吸系统损伤，就需要应用糖皮质激素和免疫抑制剂进行治疗。

现已证实肿瘤坏死因子-α对干燥综合征患者来说是无效的。而对存在系统受累的患者，尤其是有血管炎、关节炎表现者来说，使用抗CD20单克隆抗体、阿巴西普、泰它西普等生物制剂很可能是有效的。近年来，我国自主研发的艾拉莫德药物也广泛用于干燥综合征的治疗。

不管怎样，患者须谨记：科学就医，及时就诊，遵医嘱合理用药。

▌ 症状轻微时可以不吃药吗

干燥综合征为慢性病，病程长。若症状局限于口干、眼干，病情进展缓慢，则患者可以不服药而采取替代治疗，但是要坚持随诊，定期复查相关指标，以监测疾病进展。若病情比较严重，累及内脏器官，如出现进行性肺纤维化、肺动脉高压等肺部疾病，则预后较差，因此患者要严格遵医嘱服用药物，不可擅自停药，且一定要长期坚持服用药物，防止停药后病情复发。

▌ 干燥综合征可以治愈吗

干燥综合征为终身疾病，目前尚不能治愈。没有内脏损害者一般进行对症治疗和替代治疗，有内脏损害者则需要进行免疫抑制治疗。若护理得当，治疗及时，则一般患者的自然寿命不会受影响。若病变局限于唾液腺、泪腺、皮肤黏膜等外分泌腺，则预后较好。有内脏损害者，经及时治疗，大多能控制住病情；若治疗不及时，则病情会恶化，甚至危及生命。出现肺纤维化、肾功能不全以及恶性淋巴瘤者，预后较差。

▌ 得了干燥综合征，在日常生活中需要注意什么

常有患者这样问："医生，我得了这个病，在饮食方面有什么需要注意的吗？"其实，干燥综合征患者无特殊饮食禁忌，但建议避免食用刺激性食物，忌饮酒、吸烟、喝浓茶等。可适量进食富含维生素的食物，多食鱼类、水果、蔬菜。

如果不合并严重的其他脏器病变如肺纤维化、肾小管酸中毒，则大多数患者是可以正常运动的，而且通常医生会鼓励患者进行适当的运动，这对增强体质以及调节情绪是有帮助的。

此外，在日常生活中患者还可以采取如下针对局部的护理措施。

皮肤护理

日常涂护肤品，防止皮肤皲裂。避免长时间洗澡，尤其是热水澡。不使用对皮肤有刺激性的碱性用品。

眼部护理

勤眨眼，避免长时间看电子产品，要让眼睛得到充分休息。避免经常用手揉搓眼睛，可以用眼药水润湿眼睛，睡觉时用生理盐水纱布盖住眼睛。使用加湿器以增加空气湿度，这有助于保持眼睛湿润。最好使用蒸馏水和纯净水。

口鼻护理

定期检查口腔，涂润唇膏，多补充水分，使用含氟的漱口液，保持口腔卫生，避免龋齿和口腔继发感染的发生。不要抠鼻，可以用生理盐水冲洗鼻腔。

强直性脊柱炎

越 长 越 矮 的 秘 密

强直性脊柱炎是目前较为常见的风湿病之一，是一种慢性炎症性疾病，属于脊柱关节病。该病最主要的首发症状为下腰背痛伴晨僵，主要的病变部位为骶髂关节、脊柱以及外周关节（图1）。此外，还有不同程度的眼、肺、肠道、心血管等方面的关节外症状，严重者可发生脊柱畸形和脊柱强直。我国该病的发病率约为0.25%，发病年龄多在20～30岁，其中男性的发病率较女性高。

▌ 为什么会得强直性脊柱炎

强直性脊柱炎是由遗传、感染以及环境等多方面因素共同作用引起的。

遗传因素

强直性脊柱炎有明显的家族聚集性，即强直性脊柱炎存在家族遗传的可能性。

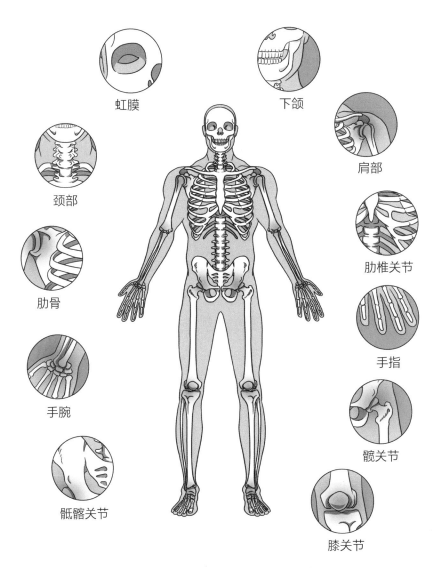

虹膜

下颌

肩部

颈部

肋椎关节

肋骨

手指

手腕

髋关节

骶髂关节

膝关节

图1　强直性脊柱炎受累部位（张勔媛绘）

感染因素

强直性脊柱炎可能与泌尿生殖道沙眼衣原体、志贺菌、沙门菌和小肠结肠炎耶尔森菌等某些病原菌感染有关。这些病原体激发了全身炎症和免疫应答，造成组织损伤而参与疾病的发生和发展。

环境因素

主要有以下几点：

❶ 冷水的刺激、寒冷潮湿的气候和环境，可诱发强直性脊柱炎。

❷ 生活及职业压力。某些职业需要工作者长期端坐，脊柱不活动，从而易导致脊柱损伤。

❸ 脊柱及关节受力增加，导致肌腱附着点压力增加，进而促进或加重炎症反应。

由于生活、工作压力和习惯，长期端坐成了当下强直性脊柱炎最为主要的诱发因素之一。

▌ 强直性脊柱炎会影响怀孕吗

这是新婚夫妇最常会问的问题。正在服药的女性，如果备孕的话，则需要与医生沟通，选择合适的停药或用药方案。药物类型不同，停药时间也有差异。

男性患者的停药时间参考女性患者（表1），男性在妻子受孕前也可以使用生物制剂及非甾体类消炎药。妻子受孕后，男性就可以继续所有药物治疗。

表1　各类药物的孕前或妊娠期停药时间

药物	女性停药时间
非甾体抗炎药和生物制剂	孕20周左右
柳氮磺吡啶及甲氨蝶呤等药物	孕前至少6个月
来氟米特	孕前2年

出现哪些临床表现时应联想到强直性脊柱炎

强直性脊柱炎多数起病缓慢且隐匿。强直性脊柱炎的首发症状为下腰背痛伴晨僵。一般来说，若该首发症状持续时间超过3个月，患者就要加以重视，要去医院进行诊治。

强直性脊柱炎还有一些典型症状，如炎性腰背痛，伴有晨僵、疲劳乏力等；疼痛以静息痛为特征，即在夜间、晨起或久坐后起立时明显，活动后减轻（图2）。大多数患者的病变部位会由腰椎向胸、颈部脊椎发展，从而导致患者出现相应部位疼痛、活动受

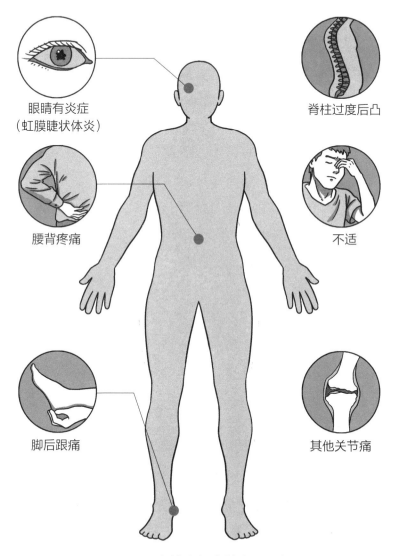

眼睛有炎症
（虹膜睫状体炎）

腰背疼痛

脚后跟痛

脊柱过度后凸

不适

其他关节痛

图2　强直性脊柱炎的常见症状

限或者脊柱畸形。

除此之外，部分患者还会出现一些关节外的症状，如葡萄膜炎或虹膜炎，升主动脉根部扩张、主动脉瓣病变以及心传导异常，炎症性肠病（IBD）；还有极少部分患者会出现肾功能异常、下肢麻木、感觉异常以及肌肉萎缩等症状。而且，如果病情发展到晚期，通常患者会伴有骨密度下降，严重时甚至出现骨质疏松症，易发生脆性骨折。

一般在临床上，强直性脊柱炎的发展进程分为三个时期。

早期

患者表现不明显，可无任何临床症状。有些患者可表现出轻度的全身症状，如乏力、消瘦、厌食、轻度贫血、长期或间断低热等。由于病情较轻，大多数患者不能在早期被发现，致使病情延误，最佳治疗时机错失。

中期

此时患者所表现出来的症状会比较明显，患者会出现晨起腰脊僵硬，下背部或腰骶部疼痛等。这些症状出现的频率较高。同时，患者还会出现疲劳乏力、气短、面色淡白、体形消瘦等。

晚期

此时患者的治愈率非常低，治疗只能达到减轻疼痛的目的。患者腰骶部疼痛加剧，脊柱疼痛严重，并伴有全身关节疼痛，疼痛呈持续性。患者可发生驼背，脊柱活动功能消失。

去医院诊治时要做哪些检查

常规的实验室检查

强直性脊柱炎无特异性检查指标，但在活动期常会出现血沉和C反应蛋白升高，90%的患者会出现HLA－B27阳性。

影像学检查

影像学检查是诊断强直性脊柱炎的关键，包括常规X线检查、CT检查、MRI检查等。文献表明，CT检查和MRI检查更有助于早期诊断，且MRI检查能比CT检查更早发现强直性脊柱炎病变。

X线检查

该检查主要用来观察有无韧带钙化，脊柱"竹节样"变、椎体方形，变以及椎小关节和脊柱生理曲度改变等。

CT检查

该检查分辨率高，有利于早期检查、明确诊断。

MRI检查

该检查能显示关节和骨髓的水肿、脂肪变性等急慢性炎症改变，以及周围韧带硬化、骨赘形成、骨质破坏、关节强直等结构改变（图3），能比CT检查更早发现骶髂关节炎，有利于早期辅助诊断，并可用于监测疾病活动、骨结构破坏程度，预测预后，以及评价药物疗效。

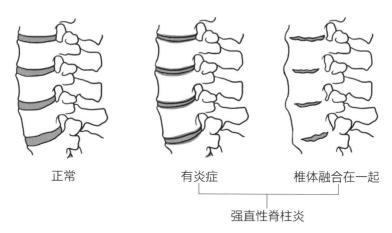

正常　　　　　　　有炎症　　　　椎体融合在一起

强直性脊柱炎

图3　正常人的脊柱和强直性脊柱炎患者的脊柱

患者需要与医生进行充分沟通，医生会选取合适的方法并根据患者病史、临床表现以及相关辅助检查明确诊断。

▌ 如何识别与强直性脊柱炎有相似症状的疾病

慢性腰痛和僵硬是强直性脊柱炎十分常见的临床症状，各年龄段患者均可见。导致腰痛的原因有很多种，如外伤、脊柱侧凸、骨折、感染等，应加以鉴别。

与强直性脊柱炎有相似症状的疾病有以下四大类。

非特异性腰背痛

绝大多数腰背痛都属于此类。比较常见的有腰肌劳损、增生性骨关节炎、寒冷刺激引起的腰背痛。此外，腰肌急性扭伤等也会表现为腰背疼痛。一般患者休息后，这类腰背痛可以明显缓解，这与强直性脊柱炎引起的炎症性腰背痛有明显不同。具体可以通过影像学检查及实验室检查来鉴别。

腰椎间盘突出症

腰椎间盘突出症也经常表现为腰骶部疼痛，但大多表现为一侧或者双侧下肢疼痛、麻木，患者可能有明显的外伤史。在查体时，腰椎间盘突出症患者会表现出特征性脊柱按压疼痛，以及直腿抬高试验阳性等，这些体征非常特殊。CT 检查、MRI 检查是鉴别诊断的重要手段，利用这些检查可将腰椎间盘突出症与强直性脊柱炎明显鉴别出来。

类风湿关节炎

当强直性脊柱炎的表现以外周关节炎症为主时，将其与类风湿关节炎鉴别出来有点儿困难，具体可以从以下几个方面进行鉴别：炎症的疼痛范围，患者的发病年龄和性别。

类风湿关节炎患者主要以女性为主。类风湿关节炎主要侵犯小关节，如手关节、踝关节，而且常表现为对称性；有时也侵犯脊柱，但主要侵犯颈椎。在实验室检查方面，类风湿关节炎多表现为类风湿因子阳性。在基因学检测方面，类风湿关节炎与 *HLA-DR4* 基因相关。

痛风性关节炎

强直性脊柱炎的表现以外周关节炎症为主时，也容易与痛风性关节炎混淆。通过血液检查可以发现，痛风性关节炎患者的尿酸水平偏高，而强直性脊柱炎患者的尿酸水平一般在正常范围内。在肌腱表现方面，通过肌骨超声检查可以发现，痛风性关节炎患者会有典型的痛风性改变，而强直性脊柱炎患者没有这样的表现。

综上所述，强直性脊柱炎患者要尽量早检查、早诊断、早治疗；严格遵医嘱按时服药，尽早控制炎症，缓解疼痛；注意日常生活，适时进行适量运动，不断提高生活质量。

得了强直性脊柱炎，该如何治疗

强直性脊柱炎患者需要长期服用药物。该病是一种慢性进展性疾病，且无法根治。目前的药物只能缓解或消除疼痛，进而对炎症进行一定的控制，因此强直性脊柱炎患者必须长期用药。强直性脊柱炎患者一定要在医生的指导下进行治疗，通过控制症状和炎症反应，最大限度地提高生活质量。强直性脊柱炎的治疗方案主要包括（治疗方案须与医生一起决定）：

非药物治疗

主要包括适当训练、睡硬床板、物理治疗、定期测量身高、规范站姿和坐姿等。患者应积极配合治疗，注意日常生活事项，改善生活质量。

药物治疗

为了便于读者理解，下面列举了几类常见的治疗药物（表2）。但具体的用药方案必须和医生一起协商决定，患者切勿自行用药、换药，甚至停药。

表2　常见的治疗药物

药物类型	常见药物	药物功效
非甾体抗炎药	塞来昔布、美洛昔康、依托考昔、洛索洛芬、双氯芬酸	治疗强直性脊柱炎的一线药物，可改善疾病导致的疼痛和晨僵，并能维持症状缓解的效果
免疫抑制剂	柳氮磺吡啶	可控制关节肿痛，治疗炎症性肠病，但对中轴型脊柱关节炎的疗效有限
	甲氨蝶呤	对外周关节炎、腰背痛、晨僵及虹膜炎等有一定疗效，对降低血沉和C反应蛋白水平有一定帮助。对中轴型脊柱关节炎的疗效非常差
	沙利度胺	可缓解临床症状，有助于降低炎症指标
	来氟米特	可用于外周关节炎的治疗，对虹膜炎的治疗有一定帮助
糖皮质激素	地塞米松、泼尼松、甲泼尼龙等	虽然糖皮质激素可有效缓解炎症，但长期使用可能会带来较大副作用。一般不推荐通过口服或静脉用药来治疗强直性脊柱炎，但可通过关节腔内注射促进局部炎症缓解

药物类型	常见药物	药物功效
生物制剂	肿瘤坏死因子-α抑制剂(可以分融合蛋白类的益赛普、安佰诺、恩利等,及单抗类的安健宁、修美乐、类克等)、IL-17 抑制剂(司库奇尤单抗)、IL-12/23 抑制剂(乌司奴单抗)	通过抑制过量产生的肿瘤坏死因子-α、IL-17、IL-12/23 等细胞因子,调节或改变免疫系统反应,减少机体炎症反应。此类药物在治疗强直性脊柱炎时比传统免疫抑制剂更有针对性,可从根本上控制病情进展
JAK抑制剂	托法替布、巴瑞替尼、乌帕替尼等	为合成(非生物)类改善病情的抗风湿药物,可阻断介导风湿病的多种细胞因子,从而达到抑制炎症、缓解疾病的目的

手术治疗

如果病情严重,通过非药物治疗和药物治疗都无法达到理想的缓解疾病目的,那么可能需要与外科结合,进行手术治疗。常见的手术治疗方式主要有以下三种。

全髋关节置换术

该方式适用于髋关节病变导致难治性疼痛或关节残疾及有放射学证据的结构破坏患者,对患者年龄无限制。

脊柱矫形术

该方式适用于有严重残疾、畸形的患者。

脊柱手术

该方式适用于急性脊柱骨折患者。

得了强直性脊柱炎，在日常生活中需要注意什么

日常生活质量也是强直性脊柱炎患者尤其关注的问题。在日常生活中，强直性脊柱炎患者应该注意以下几方面。

维持正确的姿势

行走、坐和站立时挺胸收腹；睡觉时不用枕头，或用薄枕；睡硬木板床，取仰卧位或俯卧位，每天早晚各俯卧半小时。

保持乐观、积极的情绪

保持乐观、积极的情绪，有利于治疗及康复，避免出现焦虑、抑郁等消极情绪。

合理饮食

强直性脊柱炎患者应注意合理饮食，这样不仅可

以改善营养缺乏，而且可以减轻炎症，延缓疾病复发。具体的饮食准则包括：

戒烟酒

酒精会影响营养吸收，并可能损害肝脏，破坏骨质。吸烟是包括强直性脊柱炎在内的多种风湿病的主要环境危险因素之一，并且与强直性脊柱炎疾病活动和影像学表现严重程度增加有关。

营养均衡

均衡摄入日常所需的营养物质，特别应保证维生素和矿物质的摄入量，但是要注意不宜摄入太多，否则易导致体重过重。同时，要保障每天的饮水量，建议每天喝8～10杯（每杯200毫升）水。除此之外，在保障营养均衡的情况下，建议食用以下具有抗炎功效的食物：

❶ 蔬菜，如羽衣甘蓝、卷心菜、西蓝花等。

❷ 水果，如蔓越莓、草莓、蓝莓、葡萄等。

❸ 富含膳食纤维的食物，如全谷物、豆类。

❹ 富含多酚、黄酮的食物，如绿茶等。

❺ 香辛料，如姜黄、生姜、肉桂、肉豆蔻及大蒜等。

❻ 富含ω-3脂肪酸的食物，如三文鱼、亚麻籽油、海藻油、葡萄籽油、菜籽油、杏仁等。

适当运动

适当运动是极其重要的辅助治疗手段。强直性脊柱炎患者每天应按时进行运动，这样有助于改善身体姿势，缓解僵硬、疼痛，从而提升整体功能，并有助于稳定情绪、缓解身体疲劳。适合强直性脊柱炎患者的运动包括：

❶ 保持脊柱灵活性的运动，如颈、腰各个方向的运动、转动。

❷ 维持胸廓活动度的运动，如深呼吸、扩胸运动、肢体运动（如体操、太极拳）等。

❸ 游泳，在适宜的水温下进行，有利于维持脊柱正常生理曲度。但严禁跳水，以免出现颈椎损伤引起的严重后果。

不适合强直性脊柱炎患者的运动有快速跑步等剧烈的体育竞技活动。快速跑步有可能加重强直性脊柱炎症状。尤其是髋关节受累者，不宜跑步。

痛 风
生 命 不 能 承 受 之 痛

痛风是一种单钠尿酸盐沉积所致的关节病（图1），与嘌呤代谢紊乱及（或）尿酸排泄量减少所致的高尿酸血症直接相关，属于代谢性风湿病。主要表现为夜间突然出现关节发红、发热、肿痛，疼痛持续几天或几周不等。暴饮暴食、酗酒、摄入过多富含嘌呤的食物是痛风急性发作的常见原因。另外，外伤、情绪波

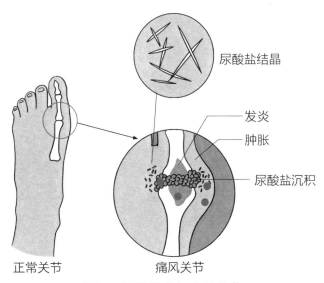

尿酸盐结晶

发炎

肿胀

尿酸盐沉积

正常关节　　　　痛风关节

图1　正常关节与痛风关节

动、熬夜等也是诱发痛风的原因。

▊ 血尿酸水平高就是痛风吗

血尿酸水平高的病症被称为高尿酸血症。《中国高尿酸血症与痛风诊疗指南（2019）》指出："无论男性还是女性，非同日 2 次血尿酸水平超过 420 μmol/L，称之为高尿酸血症。"部分高尿酸血症患者会出现尿酸盐结晶，该结晶沉积在关节或其他地方，导致关节炎、尿酸性肾病和肾结石，这就是痛风。

高尿酸血症和痛风是一种疾病的两种不同状态。只有少部分高尿酸血症患者会发生痛风。《中国高尿酸血症与痛风诊疗指南（2019）》显示，中国高尿酸血症的总体患病率为 13.3%，痛风的总体患病率为 1.1%，高尿酸血症和痛风已成为继糖尿病之后又一常见的代谢性疾病。

当出现血尿酸水平高的情况时，患者就应该注意了，要及时至风湿免疫科就诊，在医生指导下进行治疗。

▌ 痛风会有什么样的临床表现

痛风的进展过程通常分为四个时期：急性发作期、间歇期、慢性痛风石病变期、肾脏病变期。每个时期的临床表现不一样。

急性发作期

首次急性发作以单关节为主，最常发作的关节是第一跖趾关节。关节疼痛常在深夜突然发作，疼痛的关节处常有撕裂感、刀割感，疼痛严重时患者无法走路。这种疼痛一般在几天或两周内自行消失。

间歇期

这个时期是指两次痛风发作之间的时间。在这个时期，通常患者的关节不痛，且患者没有急性关节炎的后遗症，有时候仅仅只有关节处皮肤色素沉着、脱屑、刺痒等。因此，痛风间歇期的诊断有赖于既往急性痛风性关节炎反复发作的病史及高尿酸血症。

慢性痛风石病变期

在这个时期，患者会出现痛风石，常发生于耳郭、前臂伸侧、跖趾、手指、肘部等处，是长期显著的高尿酸血症没有得到平稳控制，尿酸盐结晶沉积于关节及其周围组织的结果。痛风石多于首次痛风发作10年以后出现，从外观上看，为皮肤下突起的大小不一的黄白色赘生物，皮肤破溃后会排出形似牙膏或石灰的白色粉状或糊状物，而且破溃处经久不愈。长时间结晶沉积，会引起关节损害，严重者可出现关节畸形。

肾脏病变期

这个时期主要表现为：

慢性尿酸盐肾病

尿酸盐结晶沉积于肾脏，会引起肾病，患者可出现夜晚排尿次数增多的症状，尿常规检查单上可能出现小分子蛋白尿、白细胞尿、轻度血尿等。若疾病持续进展，患者可能出现肾功能不全、高血压、水肿、贫血等。

尿酸性尿路结石

当尿中尿酸浓度较之前有所增加，尿酸处于饱和状态时，就可能形成结石。结石若较小，则可随尿排出，患者无明显症状；结石若较大，则可阻塞尿路，导致患者出现肾绞痛、排血尿、排尿困难等。

急性尿酸盐肾病

血及尿中尿酸水平急骤升高，可造成急性尿路梗阻。临床上表现为尿量减少，甚至无尿、急性肾功能衰竭等。这种情况在原发性痛风中少见，多由恶性肿瘤及其放射治疗等继发原因引起。

痛风的病因和机制较为清楚，如果及早诊断并进行规范治疗，大多数痛风患者可正常工作、生活。在慢性痛风石病变期，经过治疗，痛风石可缩小或消失，关节症状和功能可得到改善，相关的肾脏病变也可有所好转。因此，当尿酸水平超出正常范围时，患者应及时至风湿免疫科就诊，遵医嘱进行规范治疗，达到与疾病长期和平共处的目的。

▌ 为什么会得原发性痛风

导致痛风发生的危险因素有很多。

高尿酸血症

痛风与嘌呤代谢紊乱及尿酸排泄量减少直接相关，高尿酸血症是痛风的重要生化基础。对高尿酸血症患者来说，大量饮酒或进食富含高嘌呤的食物，如海鲜、动物内脏等，可使血尿酸水平骤升，进而促使尿酸转变成结晶并沉积在关节处，引起痛风发作。

遗传

痛风受遗传的影响。双亲有高尿酸血症和痛风者的病情比单亲有高尿酸血症和痛风者的重。这种情况可能与体内限速酶的基因变异有关。患者可以在医生指导下进行基因检测，确定自己是否存在遗传方面的因素。

肥胖

肥胖会增加痛风发生的风险。若患者身体质量指数（BMI）升高，则其痛风发生率会明显升高，所以痛风患者应控制体重，通过适当运动来维持健康体重。

性别

有数据表明，男、女痛风患者数量之比大概是15∶1。男性比女性更容易得痛风，这是因为女性体内分泌的雌激素能促进尿酸排出体外，并有助于抑制关节炎的发作。而男性体内雄激素较多，它会抑制肾脏对尿酸的排出，导致体内尿酸含量升高，这会促进尿酸盐结晶的形成和沉积，从而引起痛风。女性绝经后，雌激素水平下降，雄激素水平上升，因此这个时候其得痛风的概率会大大上升。

年龄

老年人关节老化，钙质流失，软骨组织减少，因此痛风也常见于老年人。

饮酒

过量饮酒也是痛风的致病因素之一。虽然酒精本身的嘌呤含量不高，但酒精会让嘌呤快速分解成尿酸，同时会影响肾脏，导致其排出尿酸的功能减退。

精神压力大

近年来痛风患者逐渐年轻化，其中一个诱因就是年轻人的压力过大。加班熬夜对许多年轻人来说不可避免，过度劳累可使人体自主神经功能紊乱，进而导致尿酸排泄量减少。长期精神压力大的人容易发生痛风。

▍ 忌口就能防止痛风的发生吗

忌口固然重要，但痛风的发生并不能完全归咎于饮食。人体内约2/3的尿酸是由身体自身代谢产生的，剩余的 1/3 是通过日常饮食摄入的。治疗痛风及高尿酸血症时，除了须忌口和进行适当运动外，还须定期复查尿酸水平，长期坚持药物治疗，并保持健康的生活方式。合理饮食和药物治疗双管齐下，可使痛风及高尿酸血症病情保持稳定而不复发。

▌ 得了痛风，还能喝白酒、红酒吗

答案是不能。酒精对痛风患者来说"百害而无一利"。酒精进入人体后，需要在肝脏内进行代谢，其间血液中的水分会被大量利用，导致血尿酸水平升高。同时，酒精也会使人体代谢产生的尿酸增多。酒精进入人体后，会通过代谢形成乳酸。人体排泄乳酸和排泄尿酸的机制类似，乳酸增多会影响尿酸的排泄，导致血尿酸水平升高。

对痛风和高尿酸血症患者来说，白开水是最好的饮料。水喝得多，尿量就会增加，随之排出的尿酸也会增加。只要肾功能没有问题，患者就应每天保持 1500 ml 以上的饮水量。痛风常在夜间发作，因此特别推荐痛风和高尿酸血症患者在睡前适度饮水，以稀释血液中的尿酸，这样可以在一定程度上防止夜间尿液浓缩造成的尿酸盐沉积。

■ 我的体重不重，为什么血尿酸水平这么高

现代工作模式让大多数人处于久坐状态，其后果就是腹部脂肪增加。人体腹部脂肪的蓄积可以导致尿酸增加；脂肪会分解为脂肪酸，促进肝脏合成尿酸和甘油三酯，使血尿酸和血脂水平升高；脂肪酸代谢产生的物质会抑制肾脏对尿酸的排泄。若血液中尿酸增多，排出量减少，则尿酸盐会沉积在关节处，从而引起痛风。因此，不宜在办公室久坐，可通过适当卷腹来降低腹型肥胖的发生率。

■ 运动强度是不是越强越好

运动作为一种慢性病治疗手段，目前得到了广泛关注。痛风患者应采取合适的运动方式。

在痛风急性发作期，应减少活动，必要时卧床休息。在痛风缓解期，建议每天至少进行30 min强度低、有节奏、不中断且持续时间长的有氧运动，如快走、慢跑、打太极拳、练八段锦等。

痛风患者应避免剧烈运动或突然受凉。强度大的运动可引起人体过度出汗，过度出汗可造成血尿酸水平相对升高，病情加重，甚至导致痛风发作。与其多

出汗，不如多喝水（每天至少2000 ml）、多排尿。

▍ 得了痛风，该怎么治疗

痛风的治疗是一个长期的过程，需要医生和患者共同努力，而且不同时期痛风的治疗方案不同。

急性发作期

一旦痛风急性发作，患者就要及时就医，在医生指导下适当服用药物来控制疼痛。秋水仙碱、非甾体抗炎药和糖皮质激素是急性痛风性关节炎治疗的必备药物，患者应在医生指导下服用。

间歇期

痛风间歇期患者应询问医生，由医生评估总体病情并制定降尿酸的方案。目前降尿酸的药物主要有抑制尿酸生成的药物、促进尿酸排泄的药物两类。别嘌醇和非布司他均可抑制尿酸生成，苯溴马隆可促进尿酸排泄。在用药期间，可使用碳酸氢钠碱化尿液，防止尿酸盐结晶在肾沉积，避免形成肾结石。

慢性痛风石病变期

对于一般的痛风石，建议保守治疗。痛风石患者应服用降尿酸药物，服药时间应延长至血尿酸水平达标后至少6个月。此外，患者应食用低嘌呤食物，多饮水，保证每天的排尿量达2000～2500 ml（慢性肾脏病患者可适当减量）。肥胖患者还应采取逐渐减轻体重等一般治疗法。

若痛风石破溃，伤口经久不愈或引起皮肤坏死，骨与软组织严重破坏，神经、血管、肌腱受压等，则可选择手术治疗。痛风导致关节功能丧失的患者，由于长期活动受限，易出现静脉血栓，此时也可选择手术治疗。

肾脏病变期

建议先评估肾功能，再根据具体情况使用对肾功能影响小的降尿酸药物，并在治疗过程中密切监测不良反应。尿酸性肾结石患者和重度肾功能不全患者慎用促进尿酸排泄的药物。

当被诊断为痛风患者后，应定期到医院复查血尿酸水平，在医生的指导下科学用药。另外，患者还要加强生活方式的管理，忌烟酒，多饮水，多吃新鲜蔬菜、水果，避免高嘌呤饮食，适当进行有氧运动，注意关节保暖。

■ 仅血尿酸水平高，我需要吃药吗

是否需要用药治疗取决于血尿酸水平的高低，而关于如何用药，则要咨询风湿免疫科医生。当血尿酸水平轻微高于正常水平时，患者可以采取健康的生活方式进行自我管理，并定期到医院复查；而当血尿酸水平过高或伴有相关的关节、肾脏损害时，药物干预就是必需的了，患者应及时去医院与医生沟通，以获得最佳治疗方案。

■ 为什么血尿酸水平正常了，脚还是疼

经过正规治疗，血尿酸水平可以降至正常水平，但这并不代表沉积在关节处的痛风石已经完全溶解，所以患者仍然会感觉不适。对痛风患者来说，应将血尿酸水平降至更低，最好能将血尿酸水平控制在 360 μmol/L 以下，有痛风石患者的血尿酸水平最好不超过 300 μmol/L，并且要求长时间达标，这样才更利于尿酸盐结晶的溶解，从而使临床症状也得到缓解。

▌不痛了就可以停药吗

停药与否需要与风湿免疫科医生沟通后才能决定，患者不可以自行停药。很多患者在服用降尿酸药物后，疼痛消失了，血尿酸水平也正常了，因此他们就以为痛风好了，随即停止服药并且不再接受随访。其实，这样是不对的，定期检测血尿酸水平、遵医嘱服药非常重要。高尿酸血症或者痛风患者应时常检测并控制好血尿酸水平。血尿酸水平不能持续达到治疗目标时，痛风容易反复发作，所以患者应遵医嘱坚持服药；在血尿酸水平达标的时候，要听从医生的建议对药物进行调整并定期接受随访，以达到痛风不再发作的目标。如果长期得不到规范治疗，时间久了，痛风就会发展成慢性痛风性关节炎。

▌得了痛风，在日常生活中需要注意什么

得了痛风，在日常生活中应注意以下几方面。

作息规律

患者应早睡早起，注意关节处的保暖，因为低温会加速尿酸盐的析出。

适当运动

有规律地进行中低强度的运动。每周至少进行150 min 的有氧运动（30 min/天，每周5天），如慢跑、步行、练瑜伽、打太极拳等，避免剧烈的无氧运动。不一定要连续运动30 min，可以把每天30 min 的运动分成三次进行，早、中、晚各运动10 min。

合理饮食

多饮水（每天2000~3000 ml），促进尿酸排出，不可用饮料代替水，尤其要避免饮用糖含量较高的饮料。

限制酒精的摄入量，特别要禁止饮用啤酒和烈性酒。如果某段时间特别馋酒，一定要先咨询医生：是否可以饮酒，可以饮用哪一类酒，每次的饮酒量是多少。

食用低蛋白、低嘌呤食物（表1）。一般患者摄入的嘌呤量应控制在200 mg/天以下，在急性发作期，应控制在150 mg/天左右，以降低尿酸生成量。多食用碱性食物，如碱性的蔬菜、水果，以及含小苏打的面食或点心等；进食富含铁、B 族维生素、维生素 C 等的食物；限制辛辣刺激性食物，如洋葱、姜、葱、蒜、辣椒等。忌过度进食和饥饿。

表1 嘌呤含量食物分类表

分类	食物类别	食物清单	食用限制
低嘌呤食物(嘌呤含量低于25 mg/100 g)	主食	米、麦、面粉、淀粉、高粱、马铃薯、芋头、麦片等	放心食用
	奶及乳制品	牛奶、乳酪、蛋、猪血、海参等	
	蔬菜	大多数蔬菜属于低嘌呤食物,如白菜、韭菜、芥蓝、芹菜、苦瓜、冬瓜、丝瓜、胡萝卜、白萝卜、番茄、木耳等	
	水果	基本上都属于低嘌呤食物	
中嘌呤食物(嘌呤含量为25～100 mg/100 g)	豆类及其制品	绿豆、红豆、豆腐、豆浆、豆奶、豆干	适量食用
	肉	鸡肉、猪肉、牛肉、羊肉	
	水产	草鱼、鲤鱼、秋刀鱼、鳗鱼、乌贼、淡水虾、淡水蟹、香螺	
	蔬菜	花椰菜、茼蒿、四季豆、青豆、菜豆、豇豆、豌豆、金针菇、银耳、蘑菇	
	其他	花生、腰果、芝麻、莲子、杏仁	
高嘌呤食物(嘌呤含量为150～1000 mg/100 g)	蔬菜	黄豆芽、豆苗等豆芽类、菠菜,紫菜	痛风急性发作期及高尿酸血症患者应避免食用
	动物内脏	鸡肝、鸡肠、鸭肝、猪肝、猪小肠	
	水产	白鲳鱼、鲢鱼、白带鱼、沙丁鱼、鲍鱼、草虾、海虾、海蟹、干贝	
	其他	高汤、鸡精、酵母粉、啤酒	

保持正常的体重

当体重超出正常范围时应适当减肥,但应控制减重速度。若在短时期内快速减肥,尿酸的排出可能会因大量酮体产生而受抑制。高脂血症患者应限制脂肪的摄入量。

纤维肌痛综合征

遍 布 全 身 的 痛

纤维肌痛综合征是一种常见的慢性肌肉、骨骼疼痛综合征，属于风湿病。它以慢性、广泛性肌肉和骨骼疼痛为特征，经常伴有疲劳、非恢复性睡眠、认知障碍、抑郁和焦虑，高发于50岁以上的女性。

■ 为什么会得纤维肌痛综合征

本病的具体发生机制尚不清楚，可能与中枢神经敏感化、免疫系统紊乱、遗传、外伤、感染等因素有关。最常见的发病年龄为25～60岁，女性患者多于男性患者。

中枢神经敏感化

中枢神经敏感化目前被认为是纤维肌痛综合征发生的最主要原因之一。长期慢性疼痛会导致"中枢致敏"，疼痛阈值降低，即患者比平常人更容易感受到疼痛。MRI检查也显示，纤维肌痛综合征患者大脑中与疼痛相关的区域功能活动是增强的。

免疫系统紊乱

研究发现，免疫相关分子在纤维肌痛综合征样症状的发生中可能起着一定的作用。

遗传

文献数据表明，纤维肌痛综合征存在较强的家族倾向，且与其他功能性综合征（包括慢性疲劳、偏头痛甚至抑郁症等）有相当大的共病可能性。

此外，该病还可继发于外伤、感染、其他风湿病（如类风湿关节炎、骨关节炎），以及一些非风湿病（如甲状腺功能低下、恶性肿瘤）等。

▌ 出现哪些临床表现时应联想到纤维肌痛综合征

纤维肌痛综合征患者多因肌肉、骨骼系统广泛疼痛确诊，以全身性广泛性疼痛为主要症状，其他症状包括抑郁、焦虑、认知功能障碍、睡眠障碍、头痛等。

全身性广泛性疼痛

全身性广泛性疼痛是所有纤维肌痛综合征患者均具有的症状。虽然有的患者仅主诉1处或几处疼痛，但约1/4的患者的疼痛部位可达24处以上。疼痛遍布全身各处，尤以颈、胸、下背部、肩胛带、骨盆带肌肉最为常见。通常患者会感觉钝痛，痛得心烦意乱，每次发作时疼痛部位不定，疼痛轻重也不定。若这种全身性疼痛持续3个月以上，则患者可能得了纤维肌痛综合征。

对称性压痛点

所有患者均有广泛的压痛点，这些压痛点多呈对称性分布。在这些压痛点，患者与正常人对"按压"的反应不同，但在其他部位则无区别。通常纤维肌痛综合征患者有9对压痛点（分别位于枕部两侧、肩胛上方、上咽部、肘外侧、膝内侧、踝上方、跖趾关节、上臀部和髋外侧，图1），它们可以作为患者自查的关键。若18个压痛点中至少有11个呈阳性，则患者可能得了纤维肌痛综合征。

其他临床症状

大部分患者会有睡眠障碍，表现为失眠、易醒、

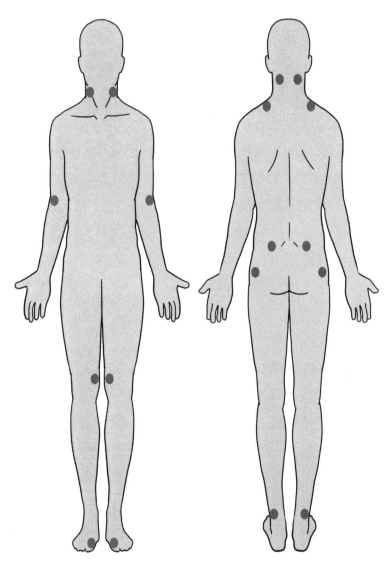

图1 9对压痛点

多梦、精神不振。即使患者的睡眠时间能够达到同龄正常人的睡眠时间，但其精神和体力并不会得到恢复，甚至患者会觉得睡醒后比睡前还累。约1/2的患者的疲劳症状较严重，这种症状与运动量没有关系。

其他最常见的症状还有关节麻木和肿胀，患者常出现关节或关节周围肿胀，但无客观体征；头痛、肠易激综合征；劳动能力下降，约1/3的患者需更换工作，少部分患者不能坚持日常工作。

还有部分患者会出现晨僵，以及记忆力减退、注意力不容易集中、说话的流利程度不如以前、计算能力下降等认知方面的症状。

混合症状

原发性纤维肌痛综合征患者很少见，大部分患者同时患有其他风湿病，其临床症状即为两种风湿病症状的交织与重叠，因此诊断受影响，患者不能及时得到治疗。

以上症状常因天气湿冷及患者精神紧张、过度劳累而加重，但局部受热、精神放松、睡眠良好、适当运动可使症状减轻。

▌ 怎么确定自己得了纤维肌痛综合征

诊断主要依靠患者的病史和体格检查。患者若有持续3个月以上的全身性疼痛和之前提到的压痛点中至少有11个压痛点呈阳性，则患上纤维肌痛综合征的可能性较大。目前，尚无针对纤维肌痛综合征的诊断性和特异性实验室检查，实验室检查的目的是排除其他诊断。

▌ 纤维肌痛综合征会导致残疾或死亡吗

这是一种不会产生器质性损害、不会引起关节畸形或者麻木、不会缩短预期寿命的功能性疾病，因此患者不必过于焦虑，而且消极情绪对治疗没有任何帮助，反而会加重病情。理性看待疾病，保持积极的心态，配合医生进行正规治疗，有利于得到好的预后。

▌ 得了纤维肌痛综合征，该如何治疗

目前并没有针对纤维肌痛综合征病因的治疗药物。药物治疗的目标大多是减轻症状，改善生活质量和维持人体功能。而非药物治疗在治疗纤维肌痛综合

征的过程中也非常重要，患者要积极消除会加重症状的诱因，具体包括：

❶ 寒冷、潮湿的环境。

❷ 躯体或精神疲劳。

❸ 睡眠不佳。

❹ 体力活动过度或过少。

❺ 焦虑、紧张的情绪。

药物治疗

主要的药物有阿米替林、普瑞巴林、度洛西汀等，多是用来改善睡眠、缓解肌肉疼痛、缓解焦虑等的药物。

中医治疗

纤维肌痛综合征也可以采用中医治疗。可以选择中医治法中的舒筋通络法、活血化瘀法、行气止痛法。

心理治疗

因为该病多发于青壮年女性，尤其是更年期女性，因为这类女性往往忧思过多。心理治疗可以缓解紧张、焦虑，以及改善睡眠。

其他治疗

如局部交感神经阻断、痛点封闭、经皮神经刺激、干扰电刺激、磁疗、综合电磁热治疗、远红外旋磁仪治疗等均可试用。

在治疗过程中，患者要树立战胜病痛的信心，保持心理平衡，克服焦虑、紧张的情绪，并积极锻炼身体，增强体质。

▌ 得了纤维肌痛综合征，在日常生活中需要注意什么

在日常生活中，纤维肌痛综合征患者应注意以下几方面。

做好心理调节

正确面对疾病，克服焦虑、紧张的情绪，保持情绪稳定和积极乐观的心态。

合理饮食

建议采用碳水化合物含量低，富含蛋白质、维生素、矿物质且营养全面的饮食方式，忌食肥甘厚味及辛辣刺激性食物。

注重日常起居

应避免风寒、潮湿、劳累等会导致症状加重的因素。保持床铺、被褥清洁平整，衣被宜柔软舒适。

适当运动

适当运动（以不感到疲劳为原则）是治疗纤维肌痛综合征的一种重要辅助手段。

骨质疏松症

老 年 人 的 忧 伤

　　骨质疏松症是一种全身骨量减少、骨组织微结构破坏、骨强度下降、骨脆性增加且易导致骨折的全身骨骼疾病，是中老年人最常见的骨骼疾病。

　　骨质疏松症患者的骨骼在显微镜下呈蜂窝状，其孔隙比正常健康骨骼的大（图1）。筛孔越大，骨骼就越脆弱，患者就越容易出现骨折。简单地说，就是患者因骨骼没有以前那么结实了，容易发生骨折。

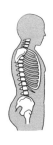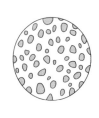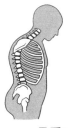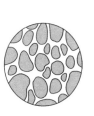

正常人　　　　　　　　　　骨质疏松症患者

图1　正常人骨骼与骨质疏松症患者骨骼

为什么会得骨质疏松症

骨质疏松症的发生受先天因素和后天因素影响。先天因素指种族、性别、年龄及家族史，后天因素包括药物、疾病、营养及生活方式等。年老、（女性）绝经、（男性）性功能减退都是骨质疏松症的病因。

诱发骨质疏松症的因素主要包括熬夜，挑食，碳酸饮料、盐摄入过多，吸烟，酗酒，运动少等不良生活嗜好（图2）。

熬夜

长期熬夜，会使血液中骨代谢标志物水平发生异常变化，骨沉积和骨吸收明显失衡，导致骨质流失，从而引起骨质疏松症。

偏爱肉食和碳酸饮料

过量食肉的高脂肪、高蛋白饮食方式也是骨质疏松症发生的原因之一。现代年轻人越来越爱好肉食，从包括肉类和奶酪等在内的动物产品中摄取过多的蛋白质会导致骨裂和骨质缺失。

另外，有些人吃肉时会喝过量碳酸饮料。碳酸饮料可能会改变人体内的钙磷比例，加快钙的流失速度。

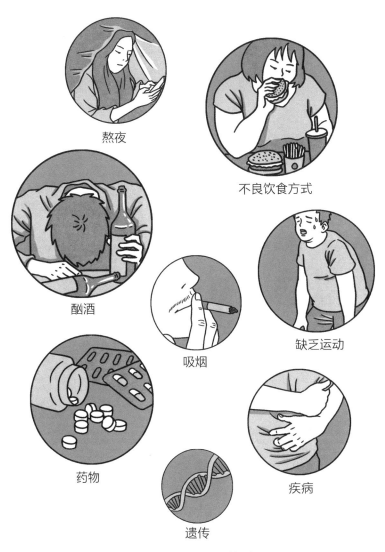

熬夜

不良饮食方式

酗酒

吸烟

缺乏运动

药物

遗传

疾病

图2　骨质疏松症的诱因

高盐饮食

盐的摄入和尿钙的排出存在一定关系，盐摄入越多，尿钙排出越多。高盐饮食可引起代谢性酸中毒，血液 pH 降低可激活破骨细胞并抑制成骨细胞，加快骨骼中钙的流失速度，从而造成骨质疏松症，甚至骨折。高钠饮食也可导致钙吸收率降低。

吸烟

吸烟是诱发骨质疏松症的一种常见因素。人的骨骼在 30 岁以前一直处于发育成熟阶段。如果从少年时期就开始吸烟，则骨骼往往很难发展到最佳状态。

烟草中含有多种化合物，其中大部分对人体有害，如尼古丁，它是烟草中含量最大且毒性最强的物质。尼古丁会使人上瘾并对其产生依赖性，会导致血管壁通透性改变，血管内外物质的交换受阻，蛋白质、钙、微量元素等骨骼营养物质不能被有效吸收、利用，骨骼不能获取足够营养物质而不能正常重塑。

烟草中的其他有毒物质会增加血液的酸度，促进骨骼溶解。如烟碱，可直接或间接影响破骨细胞的活性，促进骨骼溶解，加速骨骼吸收。同时，烟碱还可以促进雌激素代谢，降低血液中雌激素含量。雌激素是钙吸收的关键调节者，雌激素含量下降会直接导致骨密度降低，最终导致骨代谢异常，骨质疏松症过早发生。

此外，吸烟还会对抗维生素 C、维生素 E 的作用，从而增加骨折风险。

酗酒

酒精会抑制骨细胞的正常代谢。若人体内的酒精过量，则酒精会抑制成骨细胞的正常代谢及形成。若体内被破坏的骨质多于形成的骨质，骨质就会流失，骨骼就会过早陷入"入不敷出"的境地，从而导致骨质疏松症。此外，嗜酒者骨细胞活动会受到抑制，钙、镁的吸收和利用会受到影响，这也是诱发和加重骨质疏松症的重要因素。

▌ 骨质疏松症的发病人群只有老年人吗

骨质疏松症是困扰老年人的主要疾病之一，其发病率已跃居老年疾病第三位，排在糖尿病、阿尔茨海默病之后。

一般人认为预防骨质疏松症是老年人的事，其实这是一种片面看法。近年来，患骨质疏松症的都市年轻人及儿童青少年越来越多，乱减肥、怕日晒、少运动是主要原因。预防骨质疏松症应从儿童青少年抓起，因为儿童及青少年时期达到的骨组织数量是终身骨骼健康的重要决定因素之一。从小加强骨量积累，通过改善营养、加强运动、规律生活等方式，充实自己的"骨骼仓库"，有益于终身骨骼健康。

▌ 出现哪些临床表现时应联想到骨质疏松症

骨质疏松症的主要临床表现有周身疼痛、身高变矮、驼背、脆性骨折（图3）及呼吸受限等。其中周身疼痛是最常见、最主要的症状。疼痛的主要原因之一是骨转换率高，骨吸收量增加。在骨吸收过程中，骨小梁的破坏、消失，骨膜下皮质骨的破坏等均会引

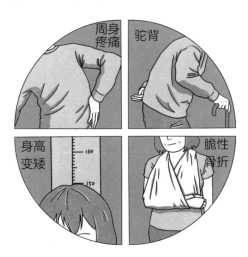

图3　骨质疏松症的主要临床表现

起全身骨痛，其中以腰背痛最为多见。周身疼痛的另一重要原因是骨折。

▌ 骨质疏松症需要治疗吗

骨质疏松症患者的骨骼是非常脆弱的。一些轻微动作常常不被人感知，但可以引起骨折，这会给患者带来严重的后果，大大影响患者的生活质量，甚至缩短其寿命。

因此，骨质疏松症患者需要及时治疗，完成早期检查，并及时通过药物及改变生活方式来预防周身疼痛、骨折等后果的出现。

▌ 得了骨质疏松症，是不是吃钙片就可以了

临床上有很多患者认为补钙可以预防骨质疏松症，其实骨钙的流失仅是引起骨质疏松症的一个因素。其他因素如性激素水平低下、吸烟、过度饮酒、过度饮用咖啡和碳酸饮料、体力活动缺乏、饮食中钙和维生素 D 缺乏（太阳晒得过少或维生素 D 摄入过少）等均可以导致骨质疏松症。因此，单纯补钙不能预防骨质疏松症，还要改善生活方式，减少其他危险

因素。

此外，钙进入人体后，需要维生素 D 的辅助才能被转运和吸收。若骨质疏松症患者只单纯补钙，则能被吸收的钙很少，不能完全补偿人体流失的钙，会出现补钙的同时骨质疏松症还是加重的现象。

因此，在临床上，骨质疏松症患者在补钙的同时要加服维生素 D 制剂。

▍ 骨质疏松症可以提前预防吗

各个年龄段的人都应当注重骨质疏松症的预防，婴幼儿时期和年轻时的生活方式都与骨质疏松症的发生有密切联系。人体骨骼中的矿物质含量在人30多岁时达到最高峰，医学上称之为峰值骨量。峰值骨量越高，就相当于人体中的"骨矿银行"储备越多，到老年期发生骨质疏松症的时间就越晚，程度也越轻。到老年后积极改善饮食和生活方式，坚持钙和维生素 D 的补充可预防或减轻骨质疏松症。在日常生活中，应注意以下几方面（图4）。

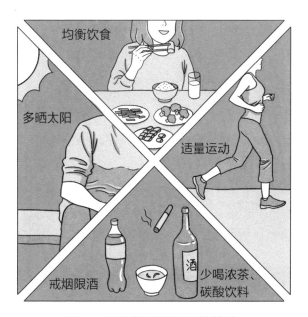

图4　预防骨质疏松症的措施

均衡饮食

增加饮食中钙及蛋白质的摄入量（适量），低盐饮食。钙的摄入对于预防骨质疏松症具有不可替代的作用。嗜烟、酗酒、过量摄入咖啡因和高磷饮料会增加骨质疏松症的发病风险。

适量运动

人体的骨组织是一种有生命的组织，运动时肌肉的活动会不停地刺激骨组织，使骨骼更强壮。运动还有助于增强机体的反应性，改善平衡功能，降低跌倒的风险，从而预防骨质疏松症的发生。

多晒太阳

中国人饮食中所含的维生素D非常有限，大量维生素D依赖皮肤接受阳光照射后合成。经常接受阳光照射会对维生素D的生成及钙的吸收起到非常关键的作用。正常人平均每天至少应接受光照20分钟。

▌ 喝骨头汤能预防骨质疏松症吗

实验证明，经高压锅蒸煮2 h之后，骨髓里面的脂肪纷纷浮出水面，但汤里面的钙仍微乎其微。如果想用骨头汤补钙，则可以在煮汤的时候加醋，再慢慢地炖一两小时，因为醋可以有效促进骨钙的溶出。

其实，补钙效果最好的食物是牛奶，平均每100 g牛奶含有约104 mg钙，成人每天适宜的钙摄入量为800～1000 mg，因此每天喝500 ml牛奶就能补充一天所需的一大半的钙。此外，酸奶、豆制品、海鲜等也含较多的钙，可适当食用。

▋ 如何进行自我检测

以下是诱发骨质疏松症的高危因素，据此可以进行自我检测。只要其中有一项符合，你就属于高危人群，应到骨质疏松症专科门诊就诊。

不可控因素

① 父母曾是骨质疏松症患者或曾在轻摔后骨折。

② 父母中有一人驼背。

③ 实际年龄超过 60 岁。

④ 成年后曾因为轻摔而发生骨折。

⑤ 经常摔倒（前一年超过 1 次），或因为身体较虚弱而担心摔倒。

⑥ 40 岁后身高减少了 3 cm 以上。

⑦ 体重过轻（BMI 低于 19 kg /m²）。

⑧ 曾连续服用类固醇激素（如可的松、泼尼松）超过 3 个月。

⑨ 患有类风湿关节炎。

⑩ 患有甲状腺功能亢进症或甲状旁腺功能亢进症、1型糖尿病及克罗恩病或乳糜泻等肠道疾病，存在营养不良。

⑪ 在 45 岁或 45 岁之前就已停经（针对女性）。

⑫ 排除怀孕、绝经或子宫切除等情况，曾停经超过12 个月（针对女性）。

⑬ 在 50 岁前切除卵巢且没有服用雌激素、孕激素补充剂（针对女性）。

⑭ 曾出现阳痿、性欲减退或其他与雄激素过低相关的症状（针对男性）。

⑮ 经常大量饮酒（每天饮用超过两单位的乙醇，相当于啤酒 500 ml，或葡萄酒 150 ml，或烈性酒 50 ml）。

可控因素

❶ 目前有吸烟习惯，或曾经吸烟。

❷ 每天运动时间少于 30 min（包括做家务、走路和跑步等的时间）。

❸ 不能食用乳制品且没有服用钙片。

❹ 每天户外活动时间少于 10 min 且没有服用维生素 D。

硬皮病

僵硬的面具

硬皮病，又称系统性硬化症（SSc），属于临床上以局限性或弥漫性皮肤增厚和纤维化为特征，累及心、肺、肾、消化道等多器官的结缔组织病。各年龄段人群均可发病，20～50岁中青年为发病高峰人群，女性发病率为男性的3～4倍。硬皮病患者的预后不佳，死亡率、致残率直接与内脏受累的广度和严重程度有关。虽然目前有许多支持治疗，但尚无特效药可以改变该病的自然进程。

硬皮病主要分为五种类型（表1）。

表1　硬皮病分类

硬皮病类型	特点	实验室检查结果
弥漫皮肤型SSc	四肢、面部、部分躯干受累，进展快，预后较差	大多表现为抗Scl-70抗体阳性
局限皮肤型SSc	病变较局限，累及四肢的远端，可见面部和颈部病变	大多表现为抗着丝点抗体(ACA)阳性
无皮肤硬化的SSc	无皮肤硬化，有特征性内脏器官表现	血清学指标异常
硬皮病重叠综合征	有上述三种硬皮病中的一种，合并类风湿关节炎、系统性红斑狼疮或者皮肌炎等疾病	大多表现为抗U_1RNP抗体阳性
未分化SSc	有雷诺现象，有硬皮病的部分临床特点，但无皮肤硬化，也无内脏器官受累	血清学指标异常

▌ 为什么会得硬皮病

目前硬化病的发病机制尚不明确，可能与以下几种因素相关。

遗传因素
可能跟 $HLA-II$ 类基因有关。

环境因素
长期接触化学物质如氯乙烯、甲醛、博来霉素、二氧化硅等的人罹患硬皮病的风险较普通人高。

性别因素
统计发现，女性患者较男性多。雌激素水平变化可能是发病原因之一。

免疫因素
硬皮病是一种常伴发其他系统性或器官特异性自身免疫病。最常见的伴发疾病有系统性红斑狼疮、多肌炎、类风湿关节炎、干燥综合征；器官特异性自身免疫病，如桥本甲状腺炎和原发性胆汁性肝硬化。这种硬皮病患者多数存在伴发疾病的临床特征和特异性实验室检查结果异常，但这些表现不足以用来诊断第二种疾病。

结缔组织代谢异常

本病的特征性改变是胶原产生过多，皮肤中胶原含量明显升高。

细胞因子

某些细胞因子，如转化生长因子、表皮细胞生长因子、血小板衍生生长因子等，参与本病的发生。

血管异常

硬皮病患者有广泛的血管病变，病变累及中动脉、小动脉、微动脉和毛细血管，偶累及大动脉，从而使皮肤、胃肠道、肺、心、肾和指趾端动脉均受累，所以有人认为硬皮病是血管内皮病变的结果。

胶原代谢异常

硬皮病临床上最显著的特征是皮肤增厚和严重变硬。因胶原代谢异常，硬皮病患者的皮下组织和汗腺周围组织的脂肪被胶原所替代。

▋ 出现哪些临床表现时应联想到硬皮病

硬皮病的临床表现主要有（图1）：

雷诺现象

即受寒冷刺激，手指或足趾苍白、僵硬，随即发紫，最后恢复正常的现象。

皮肤病变

这是本病的典型病变，从四肢开始，逐渐累及颜面部、躯干。皮肤病变进程分为三个时期。

肿胀期

从手指开始，皮肤变厚、变硬。

硬化期

皮肤逐渐变厚、变硬，呈蜡样光泽，不易被捏起，拳头不能握紧。面部皮肤受损时，正常面纹消失，鼻尖变小，似鹰嘴，鼻翼萎缩，变软，嘴唇变薄，口周有皱褶，伴有张口困难，即"面具脸"。

萎缩期

指端出现瘢痕及溃疡，呈皮包骨样。有毛细血管扩张。

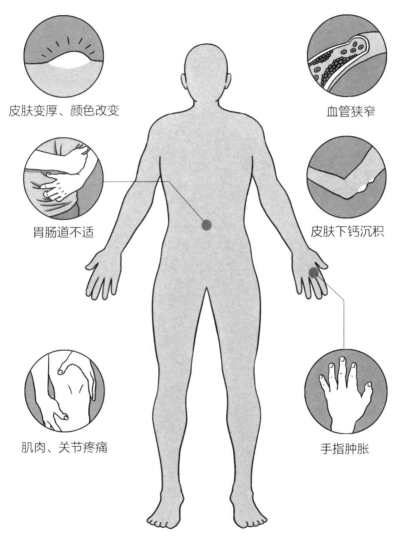

皮肤变厚、颜色改变

血管狭窄

胃肠道不适

皮肤下钙沉积

肌肉、关节疼痛

手指肿胀

图 1　硬皮病的常见临床表现

关节、肌肉疼痛

可有关节疼痛。由于皮肤萎缩，紧贴骨骼，关节活动受限。指间关节常出现溃疡，严重者可出现肌无力。

消化系统异常

可出现吞咽困难、胃灼烧感、胸骨后痛、"西瓜胃"甚至大便失禁等症状。

呼吸系统异常

肺受累是该病患者最主要的死因，2/3的患者肺受累。最常见的肺部病变是弥漫性实质性肺疾病和肺动脉高压。

心血管系统异常

主要病变是心包炎，伴或不伴有心包积液。表现为呼吸困难、胸闷、心悸等。

泌尿系统异常

表现为蛋白尿等，肾衰竭是该病患者的主要死因之一。

其他

部分患者伴有眼干、口干。若神经系统受累，患者可出现三叉神经痛、腕管综合征等。

▌ 得了硬皮病，需要做哪些检查

为了辅助医生诊断病情，患者需要做一些检查。

一般检查

通过血常规检查，可见患者血红蛋白水平降低，即表现出贫血。血沉正常或者轻度升高。

特殊检查

90%的患者ANA阳性，部分患者可见抗Scl-70抗体阳性。通过肺部高分辨CT检查，可以发现肺间质病变等。通过食管钡餐透视，可见食管受累者食管蠕动速度减慢等。

其他检查

经皮肤活检，可见患者胶原纤维膨胀及纤维化。

表2展示了部分检查指标结果可能对应的硬皮病类型，但是确切的诊断还需要由医生来下。

表2 不同的检查指标结果可能对应不同的硬皮病类型

检查指标结果	可能对应的硬皮病类型
抗Scl-70抗体阳性	弥漫皮肤型SSc
ACA阳性	局限皮肤型SSc，尤其是CREST综合征
抗核仁抗体阳性（阳性率达30%～40%）	多见于弥漫皮肤型SSc

注：CREST综合征，是硬皮病的一种亚型，多见于女性，典型表现有钙质沉着、雷诺现象、食管运动功能障碍、肢端硬化、毛细血管扩张。

▌ 得了硬皮病，该怎么治疗

对于硬皮病，目前尚没有特效药物。早期治疗的目的是阻止新的皮肤和脏器受累，而晚期治疗的目的是改善已有的症状。

常用的药物主要有两种：

❶ 糖皮质激素：虽不能阻止疾病的进展，但是可以减轻早期或急性期皮肤水肿，对炎症性肌病、弥漫性实质性肺疾病的炎症有一定的疗效。肾功能不全者应慎用。

❷ 免疫抑制剂：主要适用于合并脏器受累者，包括环孢素、环磷酰胺、硫唑嘌呤、甲氨蝶呤等。与糖皮质激素联用，可提高疗效和减少糖皮质激素的

用量。

硬皮病的常见临床表现及其治疗措施见表3。

表3　硬皮病的常见临床表现及其治疗措施

常见临床表现	治疗措施
雷诺现象	使用钙通道阻滞剂,戒烟,注意手足保暖
指端溃疡	使用前列环素类似物、5型磷酸二酯酶抑制剂或内皮素受体拮抗剂
肺动脉高压	使用氧疗、利尿剂、强心剂,以及抗凝治疗
弥漫性实质性肺疾病	早期可用糖皮质激素来抑制局部免疫反应
硬皮病肾危象	尽早使用血管紧张素转换酶抑制剂
胃肠道病变	使用质子泵抑制剂和促胃动力药物。反流性食管炎患者应少食多餐,餐后保持身体直立或半卧位

通常硬皮病病情进展较慢且多变，无法预料。局限皮肤型SSc患者一般预后较好，出现肺部间质性病变时，病情容易迅速进展，导致患者死亡。弥漫皮肤型SSc患者（尤其是年长者）由于肺、肾、心脏损害，容易死亡，故预后较差。

得了硬皮病，在日常生活中要注意什么

硬皮病患者在日常生活中需要注意以下几方面。

调整心态

要放宽心，避免出现急于治疗，又害怕治疗效果不佳的矛盾心理。正确认识疾病，树立战胜疾病的信心，乐于接受治疗及护理。严格掌握口服药的服用时间及准确的剂量，并在医生的指导下严格坚持服药。

注意饮食管理

有些硬皮病患者吃固体食物时下咽困难，常因不慎打呛，且这种症状多呈间歇性，平卧位加重，伴胸骨后疼痛，因此硬皮病患者应严格进行饮食管理。

❶ 宜食富含蛋白质、维生素的流质食物，多食新鲜水果、蔬菜，忌食辛辣刺激性食物。

❷ 卧床进食时，取头高脚低20°倾斜位，以减少胃食管反流，必要时应用抗返流药物。

❸ 吞咽困难严重者接受鼻饲流质饮食或（和）静脉营养，以保证基本能量供应。

加强护理

针对雷诺现象的护理

以棉手套、厚袜子保护手、足，戴帽子，多穿衣，以免躯干部位受寒冷刺激而出现反射效应。

预防皮肤感染

由于末梢血液循环差，肢端易并发感染，且感染不易控制。硬皮病患者应注意个人卫生，常修剪指甲、清洁皮肤，不要用手去抠鼻子，防止抓破皮肤；要穿宽松的棉质衣服。

针对硬化皮损的护理

遵医嘱使用血管活化剂、结缔组织形成抑制剂。吸烟能使血管痉挛，患者应戒烟。洗澡水温度要适宜，水温过低易引起血管痉挛，过高则会加重组织充血水肿而影响血液循环。禁止用热水烫洗。皮肤干燥、瘙痒患者洗浴后宜用滋润皮肤的温和润滑剂如维生素 B6 软膏、浓度为 3% 的水杨酸软膏等止痒，避免搔抓、擦破皮肤，保护好受损皮肤的完整性。防止受损皮肤长期受压。避免强光暴晒及冷热刺激。若皮肤溃烂、感染，患者应及时接受治疗。

呼吸道护理

肺部受累是硬皮病患者死亡的首要原因。大多数患者最终可能出现肺换气功能障碍，因此需要预防呼吸道感染，防止劳累。另外，患者还应密切观察病情，特别要注意呼吸的频率、节律、深浅度。

骨关节炎

沉 重 的 生 活 负 担

骨关节炎是一种由多因素引起关节软骨退变、纤维化、断裂、溃疡、脱失，以关节疼痛为主要症状，严重影响患者生活质量的关节退行性疾病（图1），会给患者家庭和社会带来沉重的负担。骨关节炎不但可以导致关节疼痛、畸形与功能障碍，还可以导致死亡率上升及心血管事件、下肢深静脉血栓栓塞、髋部骨折的发生风险显著增加。

流行病学显示，骨关节炎发病率高，且该病好发于中老年人，其中65岁以上的骨关节炎患者占50%以上。该病可累及膝、髋、踝、手和脊柱等，其中以膝关节受累最为常见（图2）。据文献报道，目前全球已有超过3亿骨关节炎患者，我国40岁以上人群原发性骨关节炎的总体患病率已高达46.3%。而且，随着我国人口老龄化程度的不断加剧，骨关节炎的患病率呈现逐渐上升的趋势。

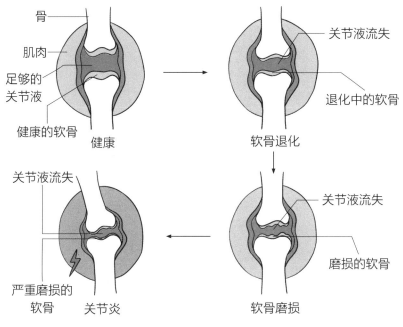

图1　骨关节炎的形成过程

▍ 什么人容易得骨关节炎

骨关节炎好发于膝、手、髋关节等。根据危险因素早期识别骨关节炎高危人群，针对可改变的危险因素进行早期干预，有助于延缓骨关节炎的发病时间和进展速度。

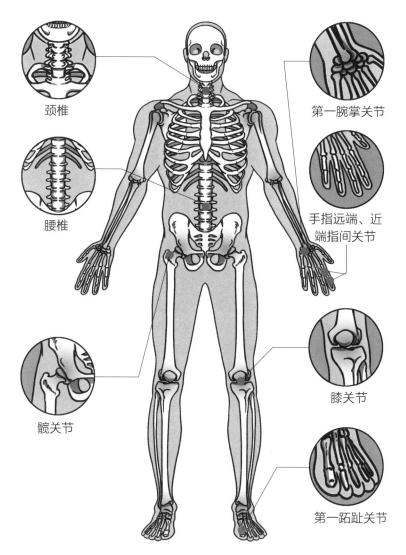

颈椎

腰椎

髋关节

第一腕掌关节

手指远端、近端指间关节

膝关节

第一跖趾关节

图2　骨关节炎的好发部位

骨关节炎多发于中老年人群，其患病率随着年龄的增加而升高。存在以下一项或多项危险因素者就属于骨关节炎高危人群：

❶ 年龄在40岁及以上。

❷ 女性。

❸ 肥胖或超重。

❹ 有创伤史。

骨关节炎根据常见发病部位可分为膝骨关节炎、手骨关节炎和髋关节骨关节炎等，与其相关的危险因素见表1。

表1　不同的骨关节炎高危人群及其危险因素

高危人群	危险因素
膝骨关节炎高危人群	膝关节周围肌肉萎缩、长期从事负重劳动等特殊职业、家族中有骨关节炎患者、位于高风险地区或有肠道菌群紊乱等
手骨关节炎高危人群	长期从事特殊手部劳动、处于围绝经期、家族中有骨关节炎患者或有肠道菌群紊乱等
髋关节骨关节炎高危人群	髋臼发育不良、股骨颈凸轮样畸形、长期从事负重劳动等特殊职业或家族中有骨关节炎患者等

▌ 出现哪些临床表现时应联想到骨关节炎

骨关节炎患者的常见临床表现如下：

关节疼痛和关节活动受限

这是骨关节炎最常见的临床症状。

疼痛可出现在各个关节，其中以膝、手和髋关节最为常见。初期患者表现为轻度或中度间断性隐痛，休息后疼痛好转，活动后加重。重度骨关节炎患者可以出现持续性疼痛或夜间痛。关节局部可有压痛，压痛在伴有关节肿胀时尤其明显。

关节活动受限常见于膝、髋关节。中期可出现关节交锁，晚期关节活动受限加重，最终导致残疾。部分患者可出现关节僵硬的症状，这种情况多发生于晨起时或较长时间未活动后，表现为关节僵硬及有发紧感，活动后症状可缓解。

关节压痛或畸形

这是最常见的膝骨关节炎和手骨关节炎的体征，同时也是骨关节炎患者体格检查中常见的体征。

骨摩擦音（感）和肌肉萎缩

这是常见的膝骨关节炎症状。

关节肿大

关节肿大在手骨关节炎中最为常见且明显。

步态异常

中度到重度髋关节骨关节炎、膝骨关节炎患者也可能出现步态异常。

▋ 怎么确定自己得了骨关节炎

患者若出现几种典型症状，如关节疼痛，关节活动受限，关节僵硬、压痛或畸形，骨摩擦音（感），肌肉萎缩，关节肿大，甚至步态异常等，则可以怀疑自己得了骨关节炎，应尽快到医院就诊，配合医生进行检查，早日确诊，积极治疗。

影像学检查

影像学检查在诊断骨关节炎、评估骨关节炎严重程度和预后，以及辅助鉴别诊断等方面发挥重要作用。疑似骨关节炎患者应首选X线检查，必要时可进行CT检查、MRI检查及超声检查等以明确退变部位、退变程度及鉴别诊断。

实验室检查

实验室检查不是诊断骨关节炎的必要手段，但如果临床表现不典型或其他诊断不能被排除，则患者可以考虑选择合适的实验室检查进行鉴别诊断。

不同的检查项目对应不同的检查结果（表2）。患者可以借助这些检查项目了解病情，但是对病情的判断，仍应听医生的。

表2 骨关节炎患者不同的检查项目及其结果

检查项目	结果
血常规、尿常规	
血沉、类风湿因子、黏蛋白	均在正常范围内
滑膜液检查	
镜检	无细菌和结晶,但可见软骨碎片和纤维,可粗略估计软骨退化程度
X线检查	一般有典型表现,如关节间隙狭窄、软骨下骨质硬化等;脊柱上除有上述改变外,还有如髓核突出至上下椎体内,形成软骨下结节,即所谓的许莫氏结节
CT检查、MRI检查	能清晰显示关节病变、椎间盘突出症。通过MRI检查还可发现软骨破坏、韧带病变、滑囊炎、滑膜病变等

骨关节炎容易与哪些疾病相混淆

骨关节炎应与其他能引起关节疼痛和功能障碍的疾病相鉴别。常见的应与骨关节炎鉴别诊断的疾病包括类风湿关节炎、强直性脊柱炎、感染性关节炎、痛风性关节炎、焦磷酸钙沉积症等。

类风湿关节炎

发病年龄多为30～50岁。受累部位多见于双手小关节，亦可累及膝、髋关节等。该病的特点为对称性多关节同时受累，晨僵持续时间通常超过30 min，且患者多伴有关节外表现。通过实验室检查，可发现患者有血沉和血清C反应蛋白水平升高、类风湿因子阳性等情况。

强直性脊柱炎

该病好发于男性青年，以腰部和臀部疼痛为主要症状，常伴夜间疼痛加重，腰背部晨僵持续时间可达30 min以上，活动后症状缓解。通过X线检查，可见骶髂关节炎，晚期可见脊柱竹节样改变。

感染性关节炎

通常急性起病，短时间内患者可出现受累关节红、肿、热、痛，并伴明显屈伸活动受限。病情继续进展，患者出现败血症后，可伴有全身症状。通过实验室检查，可发现患者血沉水平、血清C反应蛋白水平、关节液炎症指标和中性粒细胞水平明显升高。

痛风性关节炎

受累部位多见于第一跖趾关节和膝关节。通常表现为非对称性、急性发作的关节剧烈疼痛。部分患者受累关节上可见典型痛风石。通过CT检查、超声检查等，可发现患者关节内尿酸盐结晶沉积和（或）痛风性骨侵蚀。通过实验室检查，可发现患者有高尿酸血症。

焦磷酸钙沉积症

该病又称假性痛风，急性发作时其临床症状与急性痛风性关节炎类似，受累部位以膝关节和手腕多见。通过X线检查，可见患者关节间隙内软骨钙化影，可在关节积液中检查出焦磷酸盐晶体。

▌ 得了骨关节炎，该怎么治疗

目前骨关节炎的治疗方法主要是基础治疗、药物治疗、手术治疗等，其中药物治疗应遵循阶段化与个体化原则。患者需要与医生进行充分沟通，根据自身病变部位、病变程度、分期，尤其是疼痛程度，在医生的指导下，选择合适的药物治疗方案。骨关节炎的阶段化与个体化用药具体有哪些呢?

阶段化用药

全身镇痛药

如对乙酰氨基酚、非甾体抗炎药、弱阿片类药物。

炎症的存在是膝关节疼痛的原因，因此使用止痛药来治疗膝骨关节炎不仅是为了止痛，更是为了消除炎症。炎症并不是由感染导致的，因此治疗时不需要使用抗生素、抗病毒药物，只使用能消除炎症的止痛药即可。

膝骨关节炎的止痛过程有三个阶段（表3）。疼痛程度不同，应用的阶段药物也不同。患者应在医生的指导下，根据药物特性和自身的情况综合考虑，进行个体化用药。

表3　膝骨关节炎患者不同阶段的用药方案

阶段	用药方案	备注
第一阶段	对乙酰氨基酚,每天的使用总量不要超过4克	抗炎作用较弱,因此只能针对轻度疼痛。 不良反应:主要是肝脏损害(服药期间禁止饮酒)
第二阶段	丙酸类衍生物(萘普生、布洛芬、酮布芬)、乙酸类衍生物(吲哚美辛、双氯芬酸)、烯醇酸衍生物(吡罗昔康)、灭酸酯类(甲氯灭酸盐)、选择性环氧化酶-2(COX-2)抑制剂(塞来昔布)等非甾体抗炎药	中度疼痛患者最常用的止痛药。 不良反应:胃肠道出血、肝肾功能损害、心血管不良事件发生次数增加等
第三阶段	曲马多或可待因等弱阿片类药物	可用于第一、二阶段药物治疗效果差,且伴有剧烈疼痛的患者。 应用该类制剂时应从低剂量开始,每隔数天缓慢增加剂量,这样可减少不良反应

关节局部用药

如非甾体抗炎药的乳胶剂、膏剂、贴剂和辣椒碱。

将局部外用的各种非甾体抗炎药的乳胶剂、膏剂、贴剂直接涂抹或敷贴在疼痛部位,便可以使药物迅速渗透至皮下组织,以及快速有效止痛;同时避免了对胃肠的刺激,安全性高,使用方便。

但是在使用这类药物的过程中,为了达到更好的疗效，要注意以下三点。

❶ 用量要充足：若外用膏药用量不足，则达不到好的疗效。

❷ 使用时机和位置要精准：消炎止痛类膏药，用于急性炎症期，即皮肤表面有红、肿、热、痛时；红外热疗类膏药，用于损伤慢性期，即皮肤表面没有红、肿、热、痛时；阿片透皮贴剂，需直接贴在皮肤上。药物通过皮肤被吸收后，身体上任何疼痛的部位都可以"获益"。一般贴在前臂的外侧、肩部、前胸上缘，尽量不贴在其他部位。

❸ 使用时间不超过12小时：不同膏药的使用时间不同，绝大多数药物的使用时间不超过12小时。若使用时间过长，由于膏药透气性不好，皮肤可能会发红，甚至糜烂。

关节腔注射药物

如糖皮质激素、透明质酸钠等。

主要有下面两种方案。

❶ 糖皮质激素加上少量的麻醉药，即俗话所说的"打封闭"：推荐一年不超过4次，且不能长期使用，否则会导致肾功能损害等不良后果，甚至病情加重。糖皮质激素对具有炎症或伴有渗出液的骨关节炎的治疗更为有效。考虑到可能存在的不良反应，

每年每单关节的注射次数应不超过4次。

❷ 透明质酸钠，即俗话所说的"给关节上润滑油"：可以提高关节液黏度，改善润滑效果，进而减轻关节磨损，达到缓解症状、延缓病程的目的，对轻中度膝骨关节炎有良好的疗效，对重度晚期膝骨关节炎的疗效欠佳。因此，越早注射越好。

改善病情类药及软骨保护剂

如氨基葡萄糖、硫酸软骨素等。

❶ 氨基葡萄糖：可作为早、中期骨关节炎治疗的选择。对于关节软骨严重磨损的终末期骨关节炎患者，疗效不佳。

❷ 硫酸软骨素：也是软骨的主要成分之一，可吸收和保持软骨中的水分，提供软骨营养物质，在关节软骨的修复过程中有着不容忽视的作用。最新指南认为，同时使用硫酸软骨素和氨糖才能获得确切的临床疗效。

个体化用药

个体化用药是指药物治疗因人而异。

胃肠道反应风险高（如需要口服NSAIDs）者

建议使用选择性COX-2抑制剂或非选择性NSAIDs联合质子泵抑制剂（PPI）、H2受体拮抗剂等胃黏膜保护剂。

有心血管风险者

心血管风险是所有NSAIDs的类效应。充血性心力衰竭、水肿或高血压控制不佳者慎用NSAIDs。NSAIDs都禁用于冠脉搭桥术。此外，有脑卒中或脑缺血发作史者慎用NSAIDs。

糖尿病肾病高危者

慎重选择口服NSAIDs，可首选局部外用NSAIDs。注意：在关节腔内注射糖皮质激素有暂时提升血糖的风险，建议在注射后的3天内密切监测血糖。有氨基葡萄糖引起血糖或血脂升高的报道。有糖尿病或心血管疾病风险者使用NSAIDs时应对血糖或血脂进行密切监测。

有长期、慢性、顽固性全身广泛性疼痛或伴抑郁、焦虑的患者

尤其是对NSAIDs不敏感者，可使用度洛西汀等抗焦虑药物，以在短期内达到缓解疼痛，改善关节功能及抑郁、焦虑等情绪的目的。

■ 得了骨关节炎，该怎么运动

有氧运动和水上运动能改善膝骨关节炎、髋关节骨关节炎患者的疼痛及关节功能，推荐临床医生根据患者情况制定个体化运动治疗方案。对于膝骨关节炎患者，推荐以有氧运动、肌肉力量锻炼和水上运动为主的运动；对于髋关节骨关节炎或多关节骨关节炎患者，推荐以练瑜伽、打太极拳等身心运动和水上运动为主的运动。

手部运动能缓解手骨关节炎患者的疼痛和关节僵硬（表4）。

表4　不同患者的推荐运动

患者	推荐运动
膝骨关节炎患者	有氧运动、肌肉力量锻炼和水上运动
髋关节骨关节炎或多关节骨关节炎患者	练瑜伽、打太极拳等身心运动和水上运动
手骨关节炎患者	手部运动

▌ 骨关节炎可以通过中医进行治疗吗

局部外用或口服中成药可缓解骨关节炎疼痛、改善关节功能，且安全性较高。患者应听从临床医生建议，酌情使用，但外用时应预防皮肤过敏。

针灸也可有效缓解骨关节炎患者的关节疼痛及改善关节功能，且安全性较高，可酌情用于骨关节炎的治疗。

▋ 骨关节炎可以提前防治吗

骨关节炎防治要趁早。物理治疗特别适用于现有疗法不能改善症状的患者，可以改善肌肉力量，有效护理关节和保存能量。经过物理治疗，关节疼痛、关节功能和整体生活质量均有显著改善。

进行增强肌力的锻炼，也是非常有益的。如加强股四头肌肌力的锻炼，可以增强膝关节的稳定性，减少膝关节的异常受力，避免骨关节炎继续发展，或延缓其发展速度。

减肥，对肥胖者而言，是非常有效的预防骨关节炎的方法。患者体重与骨关节炎的严重程度呈正相关。减轻体重不但可以减少膝关节胫股关节的受力，而且可以减少髌股关节的受力，从而达到预防疾病的发生、减轻症状、延缓病情发展速度的作用。

加强关节活动度的锻炼，对预防骨关节炎也至关重要，可以减轻关节僵硬、增大关节活动度及防止软组织挛缩。

▋ 得了骨关节炎，在日常生活中需要注意什么

骨关节炎患者在日常生活中应注意以下几方面：

保持乐观的心态

乐观、自信，积极配合治疗，绝大多数患者预后良好。

采取良好的生活和工作方式

平时少量多次饮用牛奶，多晒太阳，必要时补充钙剂。中老年人单纯服用钙剂时往往钙的吸收效果不佳，故可同时服用活性维生素 D。应适时调整劳动强度或不做导致症状加重的工种，消除或避免不利因素，如避免剧烈运动。

避免机械性损伤

避免受累关节负荷过重，肥胖者应减轻体重。膝和髋关节受累者应避免长久站立或长久保持跪姿、蹲姿。

选择合适的鞋

老年人最好穿松软并带后跟的鞋，鞋后跟高度以高出鞋底前掌 2 cm 左右为宜。老年人的鞋底还应稍大一些，且必须有防滑纹，以免摔倒。

使用辅助装置

可利用把手、手杖、护膝（针对髌股关节受累者）、步行器、楔形鞋垫（针对膝内翻或外翻者）或其他辅助装置，减轻受累关节的负荷。

辅助理疗

急性期以止痛、消肿和改善关节功能为主；慢性期以促进局部血液循环、改善关节功能为主。注意：已做关节成形术和关节内含有金属元件的患者禁用透热或超声疗法，以免出现深部灼热伤。

进行缓和的有氧运动

从小运动量开始，循序渐进。若运动后关节持续疼痛，应降低运动强度和减少运动时间。有氧运动要包括关节运动和肌肉运动。

以膝骨关节炎患者为例：进行关节运动如膝关节屈伸和旋转运动时可取坐位或卧位，每天3次左右。肌肉运动方法有两种：

❶ 取卧位，伸直腿向上抬高35°左右，维持5秒，重复20～30次，每天做2～4次。

❷ 取直立位，伸直腿向后抬高45°左右，维持5秒，重复20～30次，每天做2～4次。

不同患者应采取不同的运动方式：膝关节受累者可进行游泳或散步，但颈椎受累者不适合游泳；颈椎和腰椎受累者可进行轻柔的颈部和腰部活动，手受累者可进行抓握锻炼。

正确使用镇痛药

不能滥用镇痛药，以免发生不良反应。尤其是高血压、肝或肾功能受损患者，应谨慎用药，且用量宜少，维持量尽早使用，避免2种或2种以上镇痛药同时服用（疗效不叠加，且不良反应增多）。老年人宜选择半衰期短的药物，肠溶片一般于饭前半小时内服用，其他制剂一般于饭中或饭后服用。